U0115597

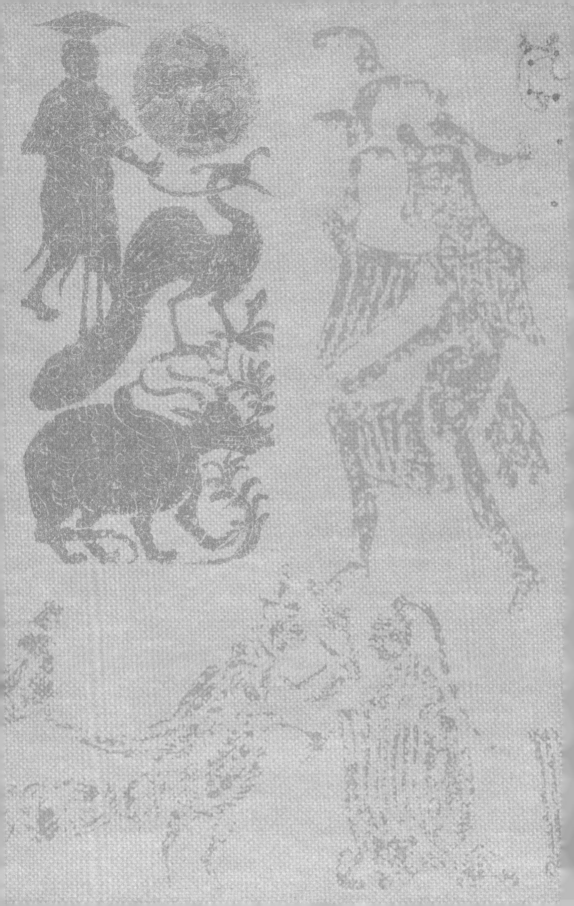

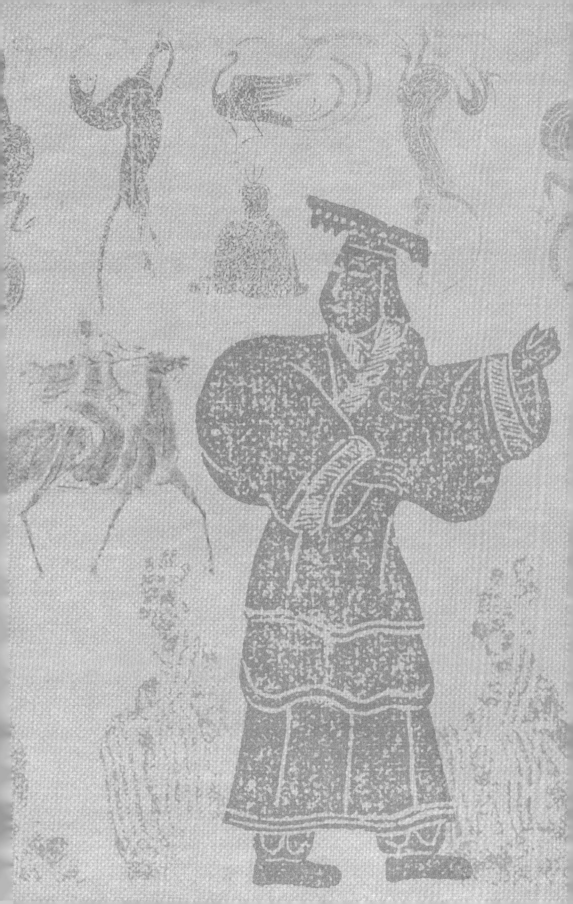

中国古医籍整理丛书（续编）

四 诊 集 成

清·吕绍元 著

谭春雨 康欣欣 校注

全国百佳图书出版单位
中国中医药出版社
·北 京·

图书在版编目（CIP）数据

四诊集成/（清）吕绍元著；谭春雨，康欣欣校注
. —北京：中国中医药出版社，2023.12
（中国古医籍整理丛书．续编）
ISBN 978 – 7 – 5132 – 8025 – 9

Ⅰ.①四…　Ⅱ.①吕…　②谭…　③康…　Ⅲ.①中医典
籍 – 中国 – 清代 ②四诊 – 诊法 – 中国 – 清代　Ⅳ.
①R2 – 52　②R241.2

中国国家版本馆 CIP 数据核字（2023）第 008235 号

中国中医药出版社出版

北京经济技术开发区科创十三街 31 号院二区 8 号楼
邮政编码　100176
传真　010 – 64405721
廊坊市祥丰印刷有限公司印刷
各地新华书店经销

开本 710×1000　1/16　印张 13.5　字数 152 千字
2023 年 12 月第 1 版　2023 年 12 月第 1 次印刷
书号　ISBN 978 – 7 – 5132 – 8025 – 9

定价　59.00 元
网址　www.cptcm.com

服 务 热 线　010 – 64405510
购 书 热 线　010 – 89535836
维 权 打 假　010 – 64405753

微信服务号　zgzyycbs
微商城网址　https：//kdt.im/LIdUGr
官 方 微 博　http：//e.weibo.com/cptcm
天猫旗舰店网址　https：//zgzyycbs.tmall.com

前 言

中医药古籍是传承中华优秀文化的重要载体，也是中医学传承数千年的知识宝库，凝聚着中华民族特有的精神价值、思维方法、生命理论和医疗经验，不仅对于传承中医学术具有重要的历史价值，更是现代中医药科技创新和学术进步的源头和根基。保护和利用好中医药古籍，是弘扬中国优秀传统文化、传承中医学术的必由之路，事关中医药事业发展全局。

1949年以来，在政府的大力支持和推动下，开展了系统的中医药古籍整理研究。1958年，国务院科学规划委员会古籍整理出版规划小组在北京成立，负责指导全国的古籍整理出版工作。1982年，国务院古籍整理出版规划小组召开全国古籍整理出版规划会议，制定了《古籍整理出版规划（1982—1990）》，卫生部先后下达了两批200余种中医古籍整理任务，掀起了中医古籍整理研究的新高潮，对中医文化与学术的弘扬、传承和发展，发挥了极其重要的作用，产生了不可估量的深远影响。

2007年《国务院办公厅关于进一步加强古籍保护工作的意见》明确提出进一步加强古籍整理、出版和研究利用，以及

"保护为主、抢救第一、合理利用、加强管理"的方针。2009年《国务院关于扶持和促进中医药事业发展的若干意见》指出,要"开展中医药古籍普查登记,建立综合信息数据库和珍贵古籍名录,加强整理、出版、研究和利用"。《中医药创新发展规划纲要(2006—2020)》强调继承与创新并重,推动中医药传承与创新发展。

2003—2010年,国家财政多次立项支持中国中医科学院开展针对性中医药古籍抢救保护工作,在中国中医科学院图书馆设立全国唯一的行业古籍保护中心,影印抢救濒危珍本、孤本中医古籍1640余种;整理发布《中国中医古籍总目》;遴选351种孤本收入《中医古籍孤本大全》影印出版;开展了海外中医古籍目录调研和孤本回归工作,收集了11个国家和2个地区137个图书馆的240余种书目,基本摸清流失海外的中医古籍现状,确定国内失传的中医药古籍共有220种,复制出版海外所藏中医药古籍133种。2010年,国家财政部、国家中医药管理局设立"中医药古籍保护与利用能力建设项目",资助整理400余种中医药古籍,并着眼于加强中医药古籍保护和研究机构建设,培养中医古籍整理研究的后备人才,全面提高中医药古籍保护与利用能力。

在此,国家中医药管理局成立了中医药古籍保护与利用专家组和项目办公室,专家组负责项目指导、咨询、质量把关,项目办公室负责实施过程的统筹协调。专家组成员对古籍整理研究具有丰富的经验,有的专家从事古籍整理研究长达70余年,深知中医药古籍整理研究的重要性、艰巨性与复杂性,履行职责认真务实。专家组从书目确定、版本选择、点校、注释等各方面,为项目实施提供了强有力的专业指导。老一辈专家的学术水平和智慧，是项目成功的重要保证。项目承担单位山东中医药大学、南京中医药大学、上海中医药大学、福建中医药大学、浙江省中医药研究院、陕西省中医药研究院、河南省中医药研究院、辽宁中医药大学、成都中医药大学及所在省市中医药管理部门精心组织，充分发挥区域间互补协作的优势，并得到承担项目出版工作的中国中医药出版社大力配合，全面推进中医药古籍保护与利用网络体系的构建和人才队伍建设，使一批有志于中医学术传承与古籍整理工作的人才凝聚在一起，研究队伍日益壮大，研究水平不断提高。

本着"抢救、保护、发掘、利用"的理念，该项目重点选择近60年未曾出版的重要古医籍，综合考虑所选古籍的保护价值、学术价值和实用价值。400余种中医药古籍涵盖了医经、基础理论、诊法、伤寒金匮、温病、本草、方书、内科、外科、女科、儿科、伤科、眼科、咽喉口齿、针灸推拿、养生、医案医话医论、医史、临证综合等门类，跨越唐、宋、金元、明以迄清末。全部古籍均按照项目办公室组织完成的行业标准《中医古籍整理规范》及《中医药古籍整理细则》进行整理校注，绝大多数中医药古籍是第一次校注出版，一批孤本、稿本、抄本更是首次整理面世。对一些重要学术问题的研究成果，则集中收录于各书的"校注说明"或"校注后记"中。

"既出书，又出人"是本项目追求的目标。近年来，中医药古籍整理工作形势严峻，老一辈逐渐退出，新一代普遍存在整理研究古籍的经验不足、专业思想不坚定等问题，使中医古籍整理面临人才流失严重、青黄不接的局面。通过本项目实施，搭建平台，完善机制，培养队伍，提升能力，经过近5年的建设，锻炼了一批优秀人才，老中青三代齐聚一堂，有效地稳定了研究队伍，为中医药古籍整理工作的开展和中医文化与学术的传承提供必备的知识和人才储备。

本项目的实施与《中国古医籍整理丛书》的出版，对于加强中医药古籍文献研究队伍建设、建立古籍研究平台、提高古籍整理水平均具有积极的推动作用，对弘扬我国优秀传统文化，推进中医药继承创新，进一步发挥中医药服务民众的养生保健与防病治病作用将产生深远影响。

第九届、第十届全国人大常委会副委员长许嘉璐先生，国家卫生计生委副主任、国家中医药管理局局长、中华中医药学会会长王国强先生，我国著名医史文献专家、中国中医科学院马继兴先生在百忙之中为丛书作序，我们深表敬意和感谢。

由于参与校注整理工作的人员较多，水平不一，诸多方面尚未臻完善，希望专家、读者不吝赐教。

国家中医药管理局中医药古籍保护与利用能力建设项目办公室

二〇一四年十二月

续编说明

中医药学是中国古代科学的瑰宝，是打开中华文明宝库的钥匙。中医药古籍是中医学术体系和原创思维的重要载体，是中华民族防病治病经验的宝库，也是具有世界影响的科技文化财富。其中蕴含着的理论、知识、经验、思维、方法、路径，是中医药传承的根基，也是中医药学术进步和科技发展的坚实支撑。

新中国成立以来，中医古籍整理成就斐然，有力地推动了中医药学发展。2012 年中华中医药学会发布《中医古籍整理规范》，是第一部关于中医古籍校勘、标点、注释、今译、辑佚、评述、影印和汇编等的行业规范，填补了中医药古籍整理领域缺乏行业标准规范的空白。2010—2018 年国家公共卫生资金支持的"中医药古籍保护与利用能力建设项目"，本着"抢救、保护、发掘、利用"的理念，整理出版《中国古医籍整理丛书》400 余种，涵盖医经、基础理论、诊法、针灸推拿、本草、方书、伤寒金匮、温病及临床各科等门类，成书时间跨越唐、宋、金元、明以迄清末。其中绝大多数中医药古籍是第一次校注出版，一批孤本、稿本、抄本更是首次整理面世。该项目的实施与《中国古医籍整理丛书》的出版全面提升了中医药古籍保护与利用能力，为深入发掘中医药学宝库精华奠定了坚实基础。为此，第九届、第十届全国人大常委会副委员长许嘉璐先生，时任国家卫生计生委副主任、国家中医药管理局局长、中华中医药学会会长王国强先生，我国著名医史文献专家、国医大师、中国中医科学院研究员马继兴先生在百忙之中欣然为丛书作序，对项目给予高度评价。

2019 年 10 月 20 日，中共中央、国务院发布《关于促进中医药传承创新发展的意见》，提出要"加强典籍研究利用"。2020 年 1 月，国家中医药管理局启动"中医药古籍文献与特色技术传承专项"，明确要求在前期工作基础之上，全面提升中医药古籍文献传承水平，完成一批重要中医药古籍的抢救性保护和再生性保护，形成数量稳定的中医药古籍文献保护、研究与利用队伍。专项借鉴"中医药古籍保护与利用能力建设项目"的实施经验，在山东中医药大学中医文献与文化研究院设立"中医药古籍文献传承工作项目管理办公室"，负责组织制定专项的技术规范，承办项目承担人员业务培训，提供学术指导等工作。专项选择 40 种未曾出版的重要古籍，按照《中医古籍整理规范》及《中医药古籍整理细则》进行整理校注。为体现中医药古籍整理研究工作的延续性，现以《中国古医籍整理丛书（续编）》结集出版。

2022 年 4 月 11 日，中共中央办公厅、国务院办公厅印发了《关于推进新时代古籍工作的意见》，明确指出，要"梳理挖掘古典医籍精华，推动中医药传承创新发展，增进人民健康福祉"，为中医古籍保护、整理、研究、利用提供了根本遵循。

《中国古医籍整理丛书（续编）》的出版，是贯彻落实《关于推进新时代古籍工作的意见》的生动实践，也是中医古籍工作新征程的开篇之作，必将带动中医古籍工作迈向新高度，为新时期中医药创新发展奠定坚实的基础。

"既出书又出人"是中医古籍类项目的长期目标。项目旨在通过集中培训、专题研学等方式，培养一批中医药古籍整理研究和保护专门人才，提高中医药古籍整理研究人员素养，制定古籍保护与利用人才的学术水平考核标准，形成稳定的古籍保护与利用专门人才队伍，不断提升中医药古籍保护与利用能力和水平。

由于参与校注整理工作的人员水平不一，不当之处难免，敬希专家、读者指正。

国家中医药管理局中医药古籍文献传承工作项目管理办公室

二〇二三年一月三日

许 序

　　"中医"之名立，迄今不逾百年，所以冠以"中"字者，以别于"洋"与"西"也。慎思之，明辨之，斯名之出，无奈耳，或亦时人不甘泯没而特标其犹在之举也。

　　前此，祖传医术（今世方称为"学"）绵延数千载，救民无数；华夏屡遭时疫，皆仰之以度困厄。中华民族之未如印第安遭染殖民者所携疾病而族灭者，中医之功也。

　　医兴则国兴，国强则医强。百年运衰，岂但国土肢解，五千年文明亦不得全，非遭泯灭，即蒙冤扭曲。西方医学以其捷便速效，始则为传教之利器，继则以"科学"之冕畅行于中华。中医虽为内外所夹击，斥之为蒙昧，为伪医，然四亿同胞衣食不保，得获西医之益者甚寡，中医犹为人民之所赖。虽然，中国医学日益陵替，乃不可免，势使之然也。呜呼！覆巢之下安有完卵？

　　嗣后，国家新生，中医旋即得以重振，与西医并举，探寻结合之路。今也，中华诸多文化，自民俗、礼仪、工艺、戏曲、历史、文学，以至伦理、信仰，皆渐复起，中国医学之兴乃属必然。

迄今中医犹为国家医疗系统之辅，城市尤甚。何哉？盖一则西医赖声、光、电技术而于20世纪发展极速，中医则难见其进。二则国人惊羡西医之"立竿见影"，遂以为其事事胜于中医。然西医已自觉将入绝境：其若干医法正负效应相若，甚或负远逾于正；研究医理者，渐知人乃一整体，心、身非如中世纪所认定为二对立物，且人体亦非宇宙之中心，仅为其一小单位，与宇宙万象万物息息相关。认识至此，其已向中国医学之理念"靠拢"矣，虽彼未必知中国医学何如也。唯其不知中国医理何如，纯由其实践而有所悟，益以证中国之认识人体不为伪，亦不为玄虚。然国人知此趋向者，几人？

国医欲再现宋明清高峰，成国中主流医学，则一须继承，一须创新。继承则必深研原典，激清汰浊，复吸纳西医及我藏、蒙、维、回、苗、彝诸民族医术之精华；创新之道，在于今之科技，既用其器，亦参照其道，反思己之医理，审问之，笃行之，深化之，普及之，于普及中认知人体及环境古今之异，以建成当代国医理论。欲达于斯境，或需百年欤？予恐西医既已醒悟，若加力吸收中医精粹，促中医西医深度结合，形成21世纪之新医学，届时"制高点"将在何方？国人于此转折之机，能不忧虑而奋力乎？

予所谓深研之原典，非指一二习见之书、千古权威之作；就医界整体言之，所传所承自应为医籍之全部。盖后世名医所著，乃其秉诸前人所述，总结终生行医用药经验所得，自当已成今世、后世之要籍。

盛世修典，信然。盖典籍得修，方可言传言承。虽前此50余载已启医籍整理、出版之役，惜旋即中辍。阅20载再兴整理、出版之潮，世所罕见之要籍千余部陆续问世，洋洋大观。

今复有"中医药古籍保护与利用能力建设"之工程，集九省市专家，历经五载，董理出版自唐迄清医籍，都400余种，凡中医之基础医理、伤寒、温病及各科诊治、医案医话、推拿本草，俱涵盖之。

噫！璐既知此，能不胜其悦乎？汇集刻印医籍，自古有之，然孰与今世之盛且精也！自今而后，中国医家及患者，得览斯典，当于前人益敬而畏之矣。中华民族之屡经灾难而益蕃，乃至未来之永续，端赖之也，自今以往岂可不后出转精乎？典籍既蜂出矣，余则有望于来者。

谨序。

第九届、十届全国人大常委会副委员长

许嘉璐

二〇一四年冬

王 序

　　中医学是中华民族在长期生产生活实践中，在与疾病作斗争中逐步形成并不断丰富发展的医学科学，是中国古代科学的瑰宝，为中华民族的繁衍昌盛作出了巨大贡献，对世界文明进步产生了积极影响。时至今日，中医学作为我国医学的特色和重要医药卫生资源，与西医学相互补充、相互促进、协调发展，共同担负着维护和促进人民健康的任务，已成为我国医药卫生事业的重要特征和显著优势。

　　中医药古籍在存世的中华古籍中占有相当重要的比重，不仅是中医学术传承数千年最为重要的知识载体，也是中医为中华民族繁衍昌盛发挥重要作用的历史见证。中医药典籍不仅承载着中医的学术经验，而且蕴含着中华民族优秀的思想文化，凝聚着中华民族的聪明智慧，是祖先留给我们的宝贵物质财富和精神财富。加强对中医药古籍的保护与利用，既是中医学发展的需要，也是传承中华文化的迫切要求，更是历史赋予我们的责任。

　　2010 年，国家中医药管理局启动了中医药古籍保护与利用能力建设项目。这既是传承中医药的重要工程，也是弘扬优秀民族文化的重要举措，不仅能够全面推进中医药的有效继承和创新发展，为维护人民健康作出贡献，也能够彰显中华民族的璀璨文化，为实现中华民族伟大复兴的中国梦作出贡献。

相信这项工作一定能造福当今，嘉惠后世，福泽绵长。

国家卫生和计划生育委员会副主任

国家中医药管理局局长

中华中医药学会会长

王国强

二〇一四年十二月

马 序

　　新中国成立以来，党和国家高度重视中医药事业发展，重视古籍的保护、整理和研究工作。自 1958 年始，国务院先后成立了三届古籍整理出版规划小组，分别由齐燕铭、李一氓、匡亚明担任组长，主持制定了《整理和出版古籍十年规划（1962—1972）》《古籍整理出版规划（1982—1990）》《中国古籍整理出版十年规划和"八五"计划（1991—2000）》等，而第三次规划中医药古籍整理即纳入其中。1982 年 9 月，卫生部下发《1982—1990 年中医古籍整理出版规划》，1983 年 1 月，中医古籍整理出版办公室正式成立，保证了中医古籍整理出版规划的实施。2002 年 2 月，《国家古籍整理出版"十五"（2001—2005）重点规划》经新闻出版署和全国古籍整理出版规划领导小组批准，颁布实施。其后，又陆续制定了国家古籍整理出版"十一五"和"十二五"重点规划。国家财政多次立项支持中国中医科学院开展针对性中医药古籍抢救保护工作，文化部在中国中医科学院图书馆专门设立全国唯一的行业古籍保护中心，国家先后投入中医药古籍保护专项经费超过 3000 万元，影印抢救濒危珍、善、孤本中医古籍 1640 余种，开展了海外中医古籍目录调研和孤本回归工作。2010 年，国家财政部、国家中医药管理局安排国家公共卫生专项资金，设立了"中医药古籍保护与利用能力建设项目"，这是继 1982～1986 年第一批、第二批重要中医药古籍整理之后的又一次大规模古籍整理工程，重点整理新中国成立后未曾出版的重要古籍，目标是形成并普及规范的通行本、传世本。

为保证项目的顺利实施，项目组特别成立了专家组，承担咨询和技术指导，以及古籍出版之前的审定工作。专家组中的许多成员虽逾古稀之年，但老骥伏枥，孜孜不倦，不仅对项目进行宏观指导和质量把关，更重要的是通过古籍整理，以老带新，言传身教，培养一批中医药古籍整理研究的后备人才，促进了中医药古籍保护和研究机构建设，全面提升了我国中医药古籍保护与利用能力。

作为项目组顾问之一，我深感中医药古籍保护、抢救与整理工作的重要性和紧迫性，也深知传承中医药古籍整理经验任重而道远。令人欣慰的是，在项目实施过程中，我看到了老中青三代的紧密衔接，看到了大家的坚持和努力，看到了年轻一代的成长。相信中医药古籍整理工作的将来会越来越好，中医药学的发展会越来越好。

欣喜之余，以是为序。

中国中医科学院研究员

马继兴

二〇一四年十二月

校注说明

一、作者及成书背景

《四诊集成》作者吕绍元，字玉峰，清代医家，上海金山人。约生活在嘉庆、道光年间，生卒年不可考。吕氏习于同里朱氏，精于儿科，治学勤奋严谨，时人谓其"志行笃诚，识力周到"，"精岐黄术，治疾应如桴鼓，所谓饮上池水，能洞见垣一方人者也"，足见医名甚盛。其著作除《四诊集成》外，尚有《慈幼汇考》，然后世未见传。

古人说，"将欲治之，必先诊之，非诊无以知其病，非诊无以知其治也"。望闻问切四诊，是中医认识疾病的基本方法。临床上，因望闻问切各自认识疾病的视角、路径、方法不同，获得的疾病信息也不一样。对绝大多数世俗医者来说，只有将四诊获得的信息进行综合分析，立体整合，深入推理，才可能得出疾病形成演变规律及机理的正确认知，所以中医临床历来强调四诊合参认识疾病。

《史记·扁鹊仓公列传》记载先秦时期，"切脉、望色、听声、写形、言病之所在"，已经是世俗医生诊断疾病的方法共识。但一直到明代，四诊作为一门学科，除脉学较早独立成著、元代出现舌诊专著《敖氏伤寒金镜录》之外，始终没有从综合医学学科中独立出来。这种状况直至清初王宏翰《四诊脉鉴大全》面世，才算终结。然王氏《四诊脉鉴大全》论四诊，仅采撷《黄帝内经》《难经》《脉经》等说，且其书仍侧重脉诊。清中叶林慎庵在王宏翰《四诊脉鉴大全》基础上，广采博收两汉以降至清初四诊之论，著成《四诊抉微》，始可谓第一部比较完善的四诊学专著。吕绍元《四诊集成》即是在林慎庵《四诊抉微》等基础上，进一步补缺删繁而成。

"凡医之视疾，审阴阳之虚实，别伤感之重轻，大约不离乎观色、察言、辨症、视息四者而已。无如世之传者习者，每专一而略三，于望闻问多忽焉。即编集成书者，亦皆首重脉诊，而将三者殿之于后，简略不备。顾病在脏腑经络，从外测内，舍是三者，而仅于三指之下，欲洞见一切，戞戞乎其难之矣"。吕绍元继承明清以来重视四诊合参的观点，"兹集博采先贤往哲之言望闻问切者，汇录成帙，明其精义，正其是非，以便初学诵习，使有定见于胸中，不为似是所淆"，著成《四诊集成》初稿。

按本书序作者张厚成等说，吕氏《四诊集成》"因林慎庵、吴仪洛旧本而损益之"所成。考林、吴二人，皆清代中叶医家。林慎庵《四诊抉微》今有传本留世。吴仪洛曾撰《四诊须详》，然今亡佚无传。比较《四诊抉微》与《四诊集成》，二书体例编排相仿，内容重合很多；文献采撷方面，《四诊集成》引林慎庵不少观点，但未见引吴仪洛之说。据此推断，《四诊集成》当主要是以《四诊抉微》为蓝本的。吕绍元在《四诊抉微》基础上，一方面勤求古训，博采前贤之论四诊精当者以补缺；另一方面紧扣四诊主题，结合个人体悟，删裁其中玄虚难用之论，以及与四诊关系不贴之杂文赘辞，间附个人心得而成《四诊集成》初稿。

吕氏友人张厚成、陈经国等，以为吕氏《四诊集成》书稿"振纲挈领，提要钩元，采前人之精华，定后人之式法"，确"可为审证察脉之正阶"，具有较高理论实践价值，因此二君再携其友人弟子，秉承"按之《内经》《金匮》等书，直与先贤正旨符合，然后采入焉"之宗旨，对吕氏初稿再次"删繁就简，去粗存精"，终成《四诊集成》，并按字数约别为八卷。其中卷一至卷三为望诊，卷四有望诊、闻诊、问诊三部分内容，卷五至卷八为脉诊。

二、《四诊集成》内容特点

一是文献辑录比较全面。以文献辑录整理为主要内容的著作，全面客观采撷相应文献，是保证其质量水平的基础，也是其价值作用大小的直接体现。《四诊集成》文献来源上溯《内》《难》，下讫《四诊抉微》，基本涵盖了清代中叶前各家有一定影响力的四诊学术观点。与其脱胎之作《四诊抉微》相比，《四诊集成》增补了不少前人的精辟论述，使相应的主题内容更全面、客观、系统、深入。如望诊"察形气"一节，《四诊抉微》仅辑录《黄帝内经》相关论述，而《四诊集成》又补入《伤寒论》多条内容，并将林慎庵所论精当者一并补入。再如，望诊"黄色主病吉凶"一节，《四诊集成》在《四诊抉微》基础上，又补入《素问·五脏生成论》、张石顽、喻嘉言、邹丹源、林慎庵等多家观点，使得相关内容阐释更显完善深刻。难能可贵的是，《四诊集成》并非一味在《四诊抉微》基础上做加法，而是紧扣四诊主题，当增则增，当删则删，体现了作者独立的治学精神。如《四诊抉微》卷八原有"运气"一节，旨在说明气候变化与疾病形成的关系，因其与四诊无直接关系，《四诊集成》则整节删裁。

二是条理逻辑比较清晰。《四诊集成》全书紧紧围绕望闻问切四诊主题，从理论到实践，从整体到局部，从宏观到微观，条理性地展开。全书纲举目张，逻辑次序清晰。望诊从全身整体功能活动切入，再转向面部、官窍、舌苔、血脉、毛发、眉额、颈项、爪甲、虚里等局部体征，还专题列述女性常见病证及妊娠期体征，并总结了五脏绝证、六腑绝证、阴阳绝证、六经死证等的望诊特点。闻诊首先阐述声音的形成原理及基本生理特点，然后列举阴阳清浊、五脏六腑、寒热虚实、表里内外、疼痛部位，以及神志疾病、呼吸疾病等的声音特点。问诊先简列饮食起居、生活际遇、社会地位等对疾病形成的深刻影响，后列张景岳"十问歌"。切诊专论脉学，首从脉理入手，详列各家对脉象形成原理的认知；次述三部九候、寸口等切脉部位原理；再述切脉基本方法、技巧；再述寸口脉象总的生理病理反应特征及特殊脉象；然后详细列述三十二种脉象特点及其主病；最后列举切脉过程中需要特别注意的事项，如脉象真伪逆顺、常变从舍、四诊合参等。

　　三是秉持实用扼要原则。《四诊集成》以临床实用为原则，文献择录力求精简明了，要言不烦。如"脉象"一节，《四诊集成》在《四诊抉微》二十九脉基础上增加大、小、浊三脉的同时，又删减《四诊抉微》的各家相似之论，仅保留数家代表性观点，以达到持简驭繁、透彻精义的目的。以"浮脉"一节为例，《四诊抉微》从脉象体状、相类脉比较、脉象总释、脉象主病、寸关尺三部主病，以及兼脉主病、诸脉兼浮主病、各家阐微八个角度择录十余家言，近七百字。而《四诊集成》仅择张顽石、张景岳、罗赤城三家之言，计三百余字，分别从脉象体状、类脉比较、脉象主病、脉象原理四个角度，扼要解释脉理，简明实践精要，尽显作者治学崇尚道术贯通合一、追求临床实用的精神。再如儿科诊病，作者认为"儿科书中所论望色闻声，又率皆粗浅，难以信从者多，故兹集收采独少。因思今日之婴儿，即他年之丈夫；今时之丈夫，即当日之婴儿。血气均此血气也，脏腑、经络、百骸、四肢，但有小大之分，非有改换之异。形既相同，理亦相等，五色之吉凶呈见，音声之清浊正变，皆可同此测识矣，何必另为区别耶"。基于这种认识，作者于《四诊抉微》中，除个别确有临床价值之论予以保留外，一概删减不收，凸显其务实严谨的治学态度。

《四诊集成》是中医诊断学史上一部比较重要的承前启后的著作，其所总结的四诊理论实践学术观点，全面客观地展现了近代以前中医的诊断水平及成就。与前人类似著作相比，其内容周详全面，又不失扼要简明。文献选择采撷严谨务实，不尚虚浮，力求道术贯通，切合临床实用。全书从理论到临床，从宏观到微观，阐微探隐，丝丝入扣，步步深入，纲举目张，条理清晰，具有较强的理论临床指导价值。

三、整理校注说明

《四诊集成》成书于公元 1835 年（道光十五年），1840 年（道光二十年）双遂堂藏板刻本刊刻出版，后世无其他版本流传。本次整理以上海中医药大学图书馆馆藏的道光庚子年（公元 1840 年）双遂堂藏板刻本为底本，以 1957 年人民卫生出版社出版的雍正元年本《四诊抉微》为主要参校本，以其他涉及的书籍文献为他校本。本次整理校注按以下几项原则：

1. 有校必记。除体例中明确规定径改者之外，底本上任何字的改动一律出校。

2. 底本文字属一般笔画之误，如"日"与"曰"，"人"与"入"，"已"与"己"，"太"与"大"，"毋"与"母"等混淆不分者，予以径改，不出校记。

3. 底本中的异体字、古今字、俗体字，统一以规范字律齐，不出校。如"卢"改作"庐"，"岙"改作"纸"，"仝"改作"同"，"竝"改作"并"，"鞕"改作"硬"，"已"改作"以"，"耎"改作"软"，"蹇濇"改作"蹇涩"，"彚"改作"汇"，"痺"改作"痹"，"斷"改作"龈"，"痠"改作"酸"，"槩"改作"概"，"峯"改作"峰"，"舌胎"改作"舌苔"，"滛"改作"淫"，"喆"改作"哲"，"鬲"改作"膈"，"阶"改作"堦"，皆不出校注。

4. 底本中辑录他书文献，虽有删节或缩写，或轻微改动，但不失原意者，不改不注。

5. 底本中义为"上""下"的方位词"右""左"，统一改为"上""下"，不出校记。

6. 段落内容混杂，或段落过大者，酌情分段，不出注。

7. 每卷前有"金山吕绍元玉峰编纂，同邑张厚成止山、陈经国南庐、金锟月卿参订"，今一并删去。

8. 每卷前皆冠以"四诊集成"，如"四诊集成卷一"等，今统一删去书名，直列卷数。

9. 各卷末有"四诊集成卷×完"字样，今一并删去。

10. 根据正文重新生成目录。

序①

　　医之为道，小道也。然非好学深思，沉潜探索，必不能得其旨要，而动辄误人，其所系不綦②重哉。顾医书汗牛充栋，有殚毕生之精力，仍茫然无畔岸者，无他，盖其于察色、听声、辨症、数息不克审，于平时临证徬徨，绝无把握，至此而欲得病之情伪，若烛照幽而针通结也，噫，难矣！

　　夫《内》《难》仲景之书，为万世医学之准绳。其中，于色之夭泽，声之清浊，身之苦乐，脉之阴阳，无不殚厥渊微③，垂为典则。即后贤著述，亦各有心得，与先圣之旨互相发明，诚能深究其原，推寻其委，其于治病用药，固罔不了如指掌也。

　　洙溪吕玉峰先生，精岐黄术，治疾应如桴鼓，所谓饮上池水，能洞见垣一方人者也。尝辑四诊之要为一书，实能融会经旨，贯穿百家，较林、吴二家之本，尤见精密，允为医林之宝炬。复得陈君南庐、张君止山鉴定，并续《审证》《用方》二书，是书遂无遗憾。

　　余自惭谫陋④，未窥先圣堂奥，每慨当世医家率颟顸⑤从事，于四者皆略而不讲，屡欲取诸家书订正之，因循未果。今

---

　　① 序：原文无，标题据文义增。

　　② 綦（qí）：极。

　　③ 殚厥渊微：殚，竭尽；厥，其；渊微，深沉精微。"殚厥渊微"意谓穷尽其深奥精微之理。

　　④ 谫（jiǎn）陋：浅陋。

　　⑤ 颟顸（mān hān）：糊涂马虎。

读先生书，竟先得我心，不觉为之喜溢。爰亟付枣梨，以公诸世，并弁①数语于简端，以志诚服云尔。

同邑世晚②金锟友玉甫拜撰

---

① 弁（biàn）：置于文首。
② 世晚：书信用语，有世交关系的晚辈。

张序

　　成少孤，奉继母命，习举业。未冠①游庠②，甫③冠继母病，延四方名医，诊治不下数十家。或云元虚宜补，或云证实宜攻，或云证实元虚，宜攻补兼施，所投药剂俱无效。疾革时，呼成而勖④之曰：医误我矣，汝可不讲究医理，以自活而活人乎！成志之不敢忘，既读礼，遂学岐黄术。

　　历考周秦汉晋，以至唐宋元明，凡三百九十七家，五百九十六部，一万三千一百余卷。我朝寿域洪开，名贤继起，著述之富，又数百余种。支分派别，互有异同，然皆本诸《内经》，得其余绪。犹之礼乐文章，贤识大，不贤识小，莫不有道存焉。无如深远者，苦无以探其微也；繁赜者，苦无以扼其要也；偏倚者，苦无以会其通也。成沉潜反覆，意欲由博返约，执两用中，经二十寒暑，仍有志而未逮。呜呼，医虽小道，化而裁，变而通，神而明，岂不戞戞乎其难之哉！

　　同里吕玉峰先生，婴医也。得朱氏真传，志行笃诚，识力周到。慨初学入门，毫厘千里，差谬良多，于是振纲挈领，提要钩元⑤，采前人之精华，定后人之式法，因林慎庵⑥、

---

　　① 冠：古代男子20岁行成人冠礼，故后泛指男子成年。
　　② 游庠（yóu xiáng）：古代府或州县的学宫。庠，原是周代的乡学，后泛称学校。
　　③ 甫：刚刚。
　　④ 勖（xù）：勉励。
　　⑤ 钩元：即"钩玄"。清人为避清圣祖玄烨名讳，改"玄"为"元"。
　　⑥ 林慎庵：清代医家，名之翰，字宪百，号慎庵，著有《四诊抉微》。

吴仪洛①旧本而损益之，名曰《四诊集成》。是诚析衷至当，先得我心者矣。爰与同砚陈子南庐参校厘定成编，并续《审证》《方论》二种，以善其后。盖贵识脉辨证以明理，尤须立法用方以愈疾。学者苟能融会贯通，引伸触类，庶几脉理精详，病机洞悉，证因的当，方药合宜，将见手到病除，犹磁石取铁焉，何至踏拙者之失理，而有以愈为剧、以生为死之弊耶。

时道光十八年夏五月，张厚成止山氏顿首拜识

① 吴仪洛：清代医家，字遵程，著有《本草从新》《四诊须详》《伤寒分经》《成方切用》等。

陈序

医道有三难：审证难，察脉难，用药难是也。闲尝观近世以来，托是业者纷若泥沙，负起死回生之任，而绝无回生死之功。甚至一病也，性喜温补者指为虚，素爱攻夺者指为实，各创其说，以耸听闻，杀人在于反掌。此岂病随医为转移乎？乃医之识见不准也。非医之不欲得其准也，乃入门宗派师傅相传之先失其准耳。

仆①幼宗孔孟，长学岐黄，日与吾友玉峰晨夕讲业。见案头抄集四诊一卷，堂堂正正，可为审证察脉之正阶。因不揣鄙陋，将此书删繁就简，去粗存精。每一下笔，必按之《内经》《金匮》等书，直与先贤正旨符合，然后采入焉。遂又订约诸友与幼辈之明敏者，续辑《审证》《用方》二种，以善其后，更名曰《一隅》。谓医书汗牛充栋，而此第一种，仅一隅可以反三耳。统其名曰《集成》，谓所辑皆先哲成言，不敢稍增己见耳。

时道光十五年岁次乙未仲冬三日，南庐陈经国书于安仁轩

---

① 仆：谦辞，旧时男子自称。

自序

古人云，死生亦大矣，岂不痛哉。医学之所关，尤甚巨焉，施治一差，人鬼立判。况病有可生之机，而医无能生之术，坐视其毙，忍乎不忍！我侪身捐是任，可不为之朝乾夕惕①，谨慎详察，而徒贸贸从事耶。

然欲寡其过，必先勉其学。实学或不易至，实心自无可忘。有志于斯者，其惟读书乎。然而书籍汗牛充栋，在前人语焉必详，在后人择焉宜精。苟非深造自得，曷由心心相印？许叔微所谓"吾意所解，口莫能宣者"是也。世之粗猎其籓，性高明者，不求甚解，逞臆说而失之夸；性沉潜者，不能会通，拘成则而失之，泥其于古人之心，均未得焉。

历考自古诊视，首重望闻问切。诚以四者相须，必内外合参，心目交至，使病无遁情，然后处方施治，投剂得中，轻重缓急，不失锱铢②方寸，其与古人之心，庶几不期合而自合矣。

余素愚鲁，近又健忘，因于应酬之暇，取古人之言四诊者，聚腋为裘③，一一笔之纸上，留置案头，以便随时探索。适吾友南庐、止山两先生见而谬赏，朝夕参订，校正成集。非敢以

---

① 朝乾夕惕：乾，勉力，自强不息的样子；惕，谨慎。"朝乾夕惕"指终日勤奋谨慎，不敢懈怠。典出《周易·乾》。

② 锱铢：古代重量单位。锱为一两的四分之一；铢为一两的二十四分之一。比喻极其微小的数量。

③ 聚腋为裘：意同"集腋成裘"。狐狸腋下的皮虽小，但聚集起来就能缝成一件皮袍。比喻积少成多。典出《慎子·知忠》。

此问世，聊备同侪行远升高之一助云尔。哲人君子，倘或从而教正之是，亦我之幸也夫！

时道光十五年岁次乙未腊月，玉峰吕绍元识

凡例

一凡医之视疾，审阴阳之虚实，别伤感之重轻，大约不离乎观色、察言、辨症、视息四者而已。无如世之传者习者，每专一而略三，于望闻问多忽焉。即编集成书者，亦皆首重脉诊，而将三者殿之于后，简略不备。顾病在脏腑经络，从外测内，舍是三者，而仅于三指之下，欲洞见一切，戛戛乎其难之矣。故兹集博采先贤往哲之言望闻问切者，汇录成帙，明其精义，正其是非，以便初学诵习，使有定见于胸中，不为似是所淆，而后处方施治，如射者之引弓发矢，中其准的，是即《经》所谓"能合色脉，可以万全"之旨也。

一四诊为初学阶梯，而望又最上乘工夫。盖五脏六腑之精华，皆上彰于明堂，而衰旺休咎①之气色，悉发现于面部，吉凶生克一一可征。使不辨其荣枯，何由抉其精髓，以通乎神明耶，此《内经》论治所以必先察其形气色泽也。是编即遵此意，以色诊冠四诊之首，而详其辨论。学者苟能诵读而精思之，如临河问津，自得其梁筏矣。

一人之五脏，各有正声以应五音。音之阴阳清浊，即以见人之贫富寿夭。五脏安和，则各得其所禀之正音而无病。设疾痛苛痒，喜怒哀乐，动其中而失守，则变其正声，而呼笑歌哭，呻吟喘咳俱见焉。此中皆有吉凶倚伏之机，学者必细为审察，合之色脉，而病者之虚实轻重始得其真，此闻之所以亦不可缺也。

---

① 休咎：吉凶。

一望闻二诊之于儿科，似尤切要。盖乳下婴儿，疾痛苛痒，口不能言，临诊之际，啼号倔强，脉不能切。在病家之心细者，尚可将病因病状以相告，而心粗者，问亦无从，问之亦不得其准，其所凭者，惟在望闻二字矣。然从古相沿，小儿半岁之际，《心鉴》[①] 有按眉端之法，兼辨脉纹以断病。三岁以下，一指按高骨，以定其息数，此外无可凭藉。而儿科书中所论望色闻声，又率皆粗浅，难以信从者多，故兹集收采独少。因思今日之婴儿，即他年之丈夫；今时之丈夫，即当日之婴儿。血气均此血气也，脏腑、经络、百骸、四肢，但有小大之分，非有改换之异。形既相同，理亦相等，五色之吉凶呈见，音声之清浊正变，皆可同此测识矣，何必另为区别耶。其可采之处方，书中未尝言及者，则收取之。其辨三关、指纹等说，另见拙集《慈幼汇考》，兹皆不录。

一问诊亦自古所尚。《经》云：入国问俗，上堂问讳，临病人问所便[②]。奈世之病家，辄讳疾忌医而试之脉；医者，复避嫌耻问而自称明，二者均失之。苏长公[③]有云："吾有病悉以告医者，不以困医为事。"李士材先生亦云："自古神圣，未有舍望闻问，而独凭一脉者。即如气口脉大，则知伤食，至于何日受伤，所伤何物，岂能以脉知者。"近代张景岳先生著有《十问篇》，纲举目张，可为后学程式，录其全篇，以备学者取法焉。

一脉学轩岐仲景，而后代有哲人。自《脉诀》[④] 行而《脉

① 《心鉴》：指《全幼心鉴》，明·寇平撰。
② 入国问俗，上堂问讳，临病人问所便：《灵枢·师传》作"入国问俗，入家问讳，上堂问礼，临病人问所便"。
③ 苏长公：指苏轼。
④ 《脉诀》：即《脉诀歌括》，托名王叔和撰，后世认为是五代高阳生撰。

经》晦，撰出七表、八里、九道之名，辩①者纷纭，愈论愈繁。后人欲便于诵习，编为歌括，则又袛②泥迹象之求，而不能详悉精微之义。是编忘其固陋，彻底掀翻，先以诸前哲论脉原委体用，及历来经传诊治诸说，逐一拈出，后将二十八脉迹象反覆详明，阐微发隐，而复汇其旨趣归于一贯。然皆采集先贤名论，不敢妄拟一语，以误来学，观者谅诸。

---

① 辩：原作"辨"，据文义改。
② 袛（zhǐ）：只，仅。

目　录

卷一

望　诊

察形气

《素问·玉机真脏论》曰：凡治病，察其形气色泽、脉之盛衰、病之新故，乃治之，无后其时①。形气相得形盛气盛，形虚气虚，谓之可治。色泽以浮明也，谓之易已。形气相失形盛气虚，形虚气盛，谓之难治。色夭晦恶不泽枯憔，谓之难已。

《三部九候论》曰：形盛，脉细，少气不足以息者，危；形瘦，脉大，胸中多气者，死；形气相得者，生；参伍不调者，病；三部九候皆相失者，死；形肉已脱，九候虽调，犹死。

《方盛衰论》曰：形弱气虚，死中外俱败也；形气有余，脉气不足，死外貌无恙，脏气已坏也；脉气有余，形气不足，生形衰无害者，盖以根本为生也。

《灵枢·根结篇》曰：形气不足，病气有余，是邪胜也，急泻之。形气有余，病气不足，急补之。形气不足，病气不足，此阴阳气俱不足也，不可刺之，刺之则重不足，重不足则阴阳俱竭，血气皆尽，五脏空虚，筋骨髓枯，老者绝灭，壮者不复矣。形气有余，病气有余，此阴阳俱有余也，急泻其邪，调其虚实。

按：邪盛正虚，当泻其邪，以扶正气，治若轻缓，迁延时日，使病邪日炽，真元日削，病必不治，今人多犯此。经文下

---

① 时：原作"特"，据《素问·玉机真脏论》改。

一急事，最有关系，读者着眼，毋轻看过。又《玉机真脏论》"新故"二字，虚实存焉，最为紧要，人多忽视。殊不知少壮新邪，实证居多，可攻；老衰久病，虚证居多，可补。此圣人示人察虚实之定法，故治有初、中、末三法也。

李东垣曰：病来潮作之时，精神增添者，是为病气有余。若精神困乏，是为病气不足。不问形气有余不足，只取病气有余不足也。夫形气者，形盛为有余，消瘦为不足。察口鼻中气，劳役如故，为气有余。若喘息气促，或不足以息，为不足。当泻当补，全不在此，只在病势潮作之时。精神困乏，语言无力，懒怯者，急补之。

林慎庵曰：按东垣言虽如此，然余尝见伤寒热病，热甚伤气，亦必精神困倦，语言无力，问之不答，此大实有羸状也，然必有实热之脉症呈见，方是实证。东垣所云，亦必有虚寒之症脉可参，当作虚治。故审形气，又当以脉症合观，方得其真实病情也。

凡人之大体为形，形之所充者气，形胜气者夭肥白而气不充，气胜形者寿修长黑色有神。

肥人多中风，以形厚气虚，难以周流，而多郁滞生痰，痰壅气塞成火而多暴厥也。

瘦人阴虚，血液衰少，相火易亢，故多劳嗽。

血实气虚则肥，气实血虚则瘦。肥者能音耐寒不能热，瘦者能热不能寒。

形体充大，而皮肤宽缓者，寿；形体充大，而皮肤紧急者，夭。

形滑脉涩，形涩脉滑，形大脉小，形小脉大，形长脉短，形短脉长，肥人脉细小轻虚如丝，羸人脉躁疾，俱凶。

《灵枢·五音五味篇》曰：美眉者，太阳多血；通髯极须①者，少阳多血；美须者，阳明多血。

美髯而长至胸，阳明气血盈。髯少气血弱，不足则无髯。

《伤寒论》曰：师持脉，病人欠者，无病也。注：《针经》曰：阳引而上，阴引而下，阴阳相引，故欠。阴阳不相引则病，阴阳相引则和，是欠者无病也。林慎庵曰：按此只可指初病轻浅者言，若久病虚脱，呼欠连连不已者，最为危候。有药后欠渐止者生，进者死，不可与此同日语也。

按：疟疾将至者亦欠，是病至而阴阳相引也。病有将愈者亦欠，是病退而阴阳相和也。与慎庵之说又当有间。

《伤寒论》又曰：脉之呻者，病也；言迟者，风也；摇头言者，里痛也；行迟者，表强也；坐而伏者，短气也；坐而下一脚者，腰痛也；里实护腹，如怀卵物者，心痛也。

《金匮》云：息摇肩者，心中坚；息引胸中上气者，咳②；息张口短气者，肺痿吐沫。

《素问·脉要精微论》曰：仓廪不藏者，门户不要也。水泉不止者，膀胱不藏也。头者，精明之府，头倾视深，精神将夺矣。背者，胸中之府，背曲肩垂，府将坏矣。腰者，肾之府，转摇不能，肾将惫矣。膝者，筋之府，屈伸不能行则偻俯，筋将惫矣。骨者，髓之府，不能久立，立则振掉，骨将惫矣。

《灵枢·论疾诊尺篇》曰：尺肤滑而泽脂者，风也。尺肤涩者，风痹也。尺肤粗如枯鱼之鳞者，水泆③饮也脾土衰而肌肉消，

---

① 通髯极须：连鬓长胡须。
② 咳：原作"息"，据《金匮要略·脏腑经络先后病脉证第一》改。
③ 泆：原作"沃"，据《灵枢·论疾诊尺》改。

水得乘之，是为洓饮。尺肤热甚，脉盛躁者，病温也。尺肤寒，其脉小者，泄，少气。肘后粗以下三四寸热者谓三里以下，内关以上之所，肠中有虫。掌中热者，腹中热。掌中寒者，腹中寒掌中者，三阴之所聚，阴不足而火盛则热。

《灵枢》曰：脐以上皮热，肠中热，则出黄如糜糜，腐烂也。脐以下皮寒，胃中寒则腹胀，肠中寒则肠鸣飧泄。

诊时，病人叉手扪心，闭目不言，必心虚怔忡。

诊时，病人切右以左手抵额，切左以右手抵额，此眩晕，或头痛也。

眼胞肿，十指头微肿者，必久咳。

《素问·平人气象论》曰：颈脉动，喘疾咳，曰水。目窠目下之胞微肿，如卧蚕起之状，曰水。

《评热病论》曰：诸有水气者，微肿先见于目下也。

察神气存亡

张景岳曰：《经》云：得神者昌，失神者亡。善乎神之为义，此死生之本，不可不察也。以脉言之，则脉贵有神。《脉法》曰：脉中有力，即为有神。夫有力者，非强健之谓，谓中和之力也。大抵有力中不失和缓，柔软中不失有力，此方是脉中之神。若其不及，即微弱脱绝之无力也。若其太过，即弦强真脏之有力也。二者均属无神，皆危兆也。以形症言之，则目光精采，言语清亮，神思不乱，肌肉不削，气息如故，大小便不脱。若此者，虽其脉有可疑，尚无足虑，以其形之神在也。若目暗睛迷，形羸色败，喘急异常，泄泻不止，或通身大肉已脱，或两手循衣摸床，或无邪而言语失伦，或无病而虚空见鬼，或病胀满而补泻皆不可施，或病寒热而温凉皆不可用，或忽然暴病即沉迷烦躁昏不知人，或一时卒倒即眼闭口开手撒遗尿。

若此者，虽其脉无凶候，必死无疑，以其形之神去也。再以治法言之，凡药食入胃，所以能胜邪者，必赖胃气施布，药力始能温吐汗下，以逐其邪。若邪气胜，胃气竭者，汤药纵下，胃气不能施化，虽神丹将奈之何哉。所以有用寒不寒，用热不热者；有发其汗而表不应，行其滞而里不应者；有虚不受补，实不可攻者；有药食不能下咽，或下咽即呕者。若此者，呼之不应，遣之不动，此以脏气元神尽去，无可得而使也，是又在脉症之外，亦死无疑者。虽然，脉症之神，若尽乎此，然有脉重症轻而知其可生者，有脉轻症重而知其必死者，此取症不取脉也。有症重脉轻而必其可生者，有症轻脉重而谓其必死者，此取脉不取症也。取舍疑似之间，自有一种玄妙。甚矣，神之难言也。能知神之缓急者，其即医之神者乎。

察五官五色

《灵枢·五阅五使篇》曰：鼻者，肺之官也；目者，肝之官也；口唇者，脾之官也；舌者，心之官也。耳者，肾之官也。故肺病者，喘息鼻张；肝病者，眦青；脾病者，唇黄；心病者，舌卷短，颧赤；肾病者，颧与颜黑。

《五色篇》曰：其色粗以明，沉夭①者为甚。其色上行者，病益盛浊气方升而色日增，日增者，病日重。其色下行如云彻散者，病方已下行者，滞气衰而色渐退，渐退者，病将已。五色各有藏部，有外部，有内部也。色从外部走内部者，其病从外走内；其色从内走外者，其病从内走外。五色各见其部，察其浮沉以知浅深，察其泽夭以观成败，察其搏散以知远近，视色上下以知病处粗显也，"搏"音"团"，聚也。林慎庵曰：外部谓面之两侧，内部谓面

---

① 夭：原作"大"，据《灵枢·五色》改。

之中内，即经云"六腑挟其两侧，五脏次于中央"之义也。从外走内，外邪传里也。从内走外，内邪达外也。

部分内应五脏四言诀

此即《五色篇》经文也，《脉诀汇辨》[①] 编为歌诀，以便记诵。

五脏六腑，各有部分。额主阙庭，上属咽喉，阙循鼻端，五脏之应。内眦挟鼻，下至承浆，属于六腑，表里各别。自颧下颊，肩背所主，手之部分。牙车下颐，属股膝胫，部分在足，脏腑色见，一一可征。庭者首面，阙上咽喉，阙中者肺，下极为心。直下者肝，肝左为胆。肝下为脾，方上者胃，中央大肠。挟大肠者，北方之肾，当肾者脐。面王以上，则为小肠。面王以下，膀胱子处，更有肢节，还须详察。颧应乎肩，颧后为臂，臂下者手。目内眦上，属于膺乳。挟绳颊之外曰绳而上，为应乎背。循牙车下，为股之应。中央者膝，膝下为胫。当胫下者，应在于足。巨分者股口旁大纹处为巨分，巨屈颊下曲骨膝膑膝盖骨也。部分已精，须合色脉。五色外见，为气之华。白当肺辛，赤当心苦，青当肝酸，黄当脾甘，黑当肾咸。白则当皮，赤则当脉，青则当筋，黄则当肉，黑则当骨。五脏之色，皆须端满，如有别乡，非时之过。其色上锐，首空上向，下锐下向，左右如法。

凡邪随色见，各有所向，而尖锐之处，即其所乘之处，所进之方。故上锐者，以首面正气之空虚，而邪即乘之上向也。左右上下，皆同此法。

朱丹溪曰：容色所见，左右上下，各有其部。脉息所动，寸关尺皆有其位。左颊者，肝之部，以合左手关位，肝胆之分，应于风木，为初之气。额为心之部，以合左手寸口，心与小肠

---

① 《脉诀汇辨》：脉学专著。清·李延昰撰。

之分，应于君火，为二之气。鼻为脾之部，合右手关脉，脾胃之分，应于湿土，为四之气。右颊者，肺之部，合右手寸口，肺与大肠之分，应于燥金，为五之气。颐为肾之部，以合左手尺中，肾与膀胱之分，应于寒水，为终之气。至于相火，为三之气，应于右手命门三焦之分也。若夫阴阳五行相生相胜之理，当以色脉合推之。

按：此所言"部分"，与《灵枢》异，然论五行位置则可，欲牵合六气，反令相火无著矣。因今人论部，从此说者多，故录之以备观，学者当宗《灵枢》为是。

合色脉诊病新久

《灵枢·邪气脏腑病形篇》曰：见其色，知其病，命曰明；按其脉，知其病，命曰神；问其病，知其处，命曰工。夫色脉与尺之相应也，如桴鼓影响之相应，不得相失也。此亦本末根叶之出候也，故根死则叶枯矣。色脉形肉，不得相失。色青者，其脉弦；赤者，其脉钩；黄者，其脉代；白者，其脉毛；黑者，其脉石。见其色而不得其脉，反得其相胜之脉，则死矣。得其相生之脉，则病已矣。

《素问·脉要精微论》曰：征其脉小，色不夺者，新病也；征其脉不夺，其色夺者，此久病也；征其脉与五色俱夺者，此久病也；征其脉与五色俱不夺者，此新病也。

色脉之阴阳，阳虚而阴惨也。色清而明，病在阳分。色浊而暗，病在阴分。

张叔承[1]曰：五脏六腑之精华，上彰于明堂。而脏腑有偏胜盈虚，若色若脉，亦必随而应之，但当求其有神，虽困无害。

---

[1] 张叔承：明代医学家，名三锡，字叔承。著有《医学六要》。

神者，色中光泽明亮是也。脉有胃气，同一理也。

张石顽①曰：凡暴感客邪之证，不妨昏浊壅滞。病久气虚，祗宜瘦削清癯②。若病邪方锐而清白少神，虚羸久困而妩媚鲜泽，咸非正色。五色之中，青黑黯惨，无论病之新久，总属阳气不振。惟黄色见于面目，而不至索泽者，皆为向愈之候。

丹溪曰：肥人湿多，瘦人火多，白者肺气虚，黑者肾气足。形色既殊，脏腑亦异，外症虽同，治法迥别。

五色见于面审生死诀

《脉要精微论》曰：赤欲如帛裹朱，不欲如赭；白欲如鹅羽，不欲如盐；青欲如苍璧之泽，不欲如蓝；黄欲如罗裹雄黄，不欲如黄土；黑欲如重漆色，不欲如地苍。

《素问·五脏生成论》曰：生于心，如以缟裹朱。生于肺，如以缟裹红。生于肝，如以缟裹绀。生于脾，如以缟裹栝楼实。生于肾，如以缟裹紫。此五脏所生之外荣也缟，素绢也；绀，深青扬赤色。

五脏之气色，见青如草兹者死，黄如枳实者死，黑如煤炲者死，赤如衃血③者死，白如枯骨者死，此五色之见死也。青如翠羽者生，赤如鸡冠者生，黄如蟹腹者生，白如豕膏者生，黑如乌羽者生，此五色之见生也。

潘硕甫④曰：夫气由脏发，色随气华。如青、黄、赤、白、

----

① 张石顽：清初医学家，名璐，字路玉，晚号石顽老人。著有《伤寒缵论》《伤寒绪论》《本经逢原》《诊宗三昧》《张氏医通》等。

② 癯（qú）：瘦。

③ 衃血：败恶凝聚之血，色赤黑。

④ 潘硕甫：清初医学家，名楫，字硕甫，号邓林。增注《医灯续焰》等。

黑者，色也；如鹅羽、苍璧、翠羽、鸡冠等类，或有鲜明外露，或有光润内含者，气也。气至而后色彰，故曰欲，曰生；若如赭、盐、黄土、草兹、枳实等类，或晦暗不泽，或悴槁不荣，败色已呈，气于何有，故曰不欲，且曰死。由此观之，则色与气不可须臾离也。然而外露者，不如内含，内含则气藏，外露则气泄，亦犹脉之弦、钩、毛、石，欲其微，不欲其甚。如《经》云：以缟裹者，正取五色之微见，方是五脏之外荣，否则过于彰露，与弦、钩、毛、石之独见而无胃气，名曰真脏者何以异乎？

五色兼见面部诀

《灵枢经》曰：诸阳之会，皆在于面，故首面统属诸阳。风则面青，燥则面枯，火则面赤，湿则面黄，寒则面黑，虚则面白。面黑阴寒，面赤阳热。青黑兼见，为风、为寒、为痛相植①。黄白兼见，为虚、为气，再者为湿。青白兼见，为虚、为痛、为风三者。

赤色主病吉凶

《素问·刺热论》曰：肝热病者，左颊先赤。肺热病者，右颊先赤。心热病者，颜先赤。脾热病者，鼻先赤。肾热病者，两颐②先赤。

《金匮直解》③曰：心王南方，属火，而色赤，亦而为热，人所易知，不知有寒郁面赤者。《经》云：太阳司天，寒淫所胜，民病面赤，治以热剂。

---

① 相植：犹相遇。
② 颐：面颊，腮。
③ 《金匮直解》：即《金匮要略直解》，清·程林编注。下同。

《伤寒论》曰：设面色缘缘正赤者，阳气怫郁在表不得越，当解之熏之。若发汗不彻，不足言阳气怫郁不得越。当汗不汗，其人躁烦，不知痛处。

林慎庵曰：怫郁者，阳气蒸越于头面，聚而不散也。所谓缘缘者，有时不赤，有时忽赤，若有所因，而愧赧之状也。此乃感寒邪重，初郁在表，而先见面赤。按之必冷，以寒邪束外，卫阳亦郁，未能即热故也。久之从阳而化，身热面亦热矣。当此之际，身未热时，须细审脉症，勿妄投剂，误作虚治。虚证面赤，必久病方见，不若实证，一起便见也。当以麻黄汤发之，若发汗不彻而躁烦者，桂枝加葛根汤。

上热下寒，面彻而光。下热上寒，面赤而郁晦滞也。

《医通》① 曰：热发于上，阳中之阳邪也；热发于下，阴中之阳邪也；寒起于上，阳中之阴邪也；寒起于下，阴中之阴邪也。

《脉经》云：阳乘阴者，腰以下至足热，腰以上寒，栀子豉汤吐以升之。阴气上争，心腹满者死。阴乘阳者，腰以上至头热，腰以下寒，桂苓丸利以导之。阳气上争，得汗者生。若杂证上热下寒，既济汤；兼大便秘，既济解毒汤；火不归原，八味丸；上寒下热，五苓散送滋肾丸；虚阳下陷者，加减八味丸。

里寒外热，面赤戴阳。

陶节庵②曰：有患身热头疼全无，不烦，便作躁闷，面赤，饮水不得入口，庸医不识，呼为热证，而用凉药，误死者多矣。殊不知元气虚弱，是无根虚火泛上，名曰戴阳证，以益元汤治之。

---

① 《医通》：又名《张氏医通》，清·张璐撰。
② 陶节庵：明代医学家，名华，字尚文，号节庵。著有《伤寒六书》。

林慎庵曰：有一等禀赋阴虚，兼之酒色过度，平居或遇微劳，或行走急速，或饮食过热，面即发赤戴阳。戴阳①者，谓阳气戴于首面也。凡若此者，皆因根基浅露，肾气不固，阳易升上故也。一遇外感，身热头疼，恶风寒，面即发②赭。治者不可大发其表，以致喘汗不休，变证蜂起，病必加甚，或致不瘳③，当用黄芪建中汤加丹皮，或玉屏风散合桂枝汤、参苏饮等方，审证轻重选用。先哲有云：虚人感冒，不任发散者，用补中益气汤加羌活、防风，治之无误。

按：以上数方内，皆用芪、术，然宜生用，不必制炒。观本草芪、术，皆云有汗能止，无汗能发，不知者以为既能止，又何能发？殊不知生宣熟补，此用药之准则，又何疑焉。《经》云：辛甘发散为阳。二药味兼辛甘，生用亦能助阳升散，然终是甘胜于辛，其力缓。故前贤立方于芪、术中，必配以升浮④辛散风药一二味，由中达外，宣发卫阳，以解肤腠之虚邪。邪随药散，正亦无伤，岂不两得？若专用发表之剂，不顾元气之虚，邪气虽去，真气亦脱，虽竭力图救，亦难为力，可不戒慎！此专为虚人感冒当表者而言。若实证当表，自有三阳表证可察，随经用药解散，不必顾虑其虚，又未可与此例同日而语也。

《中藏经》曰：胃热则面赤如醉人。林慎庵曰：按足阳明胃经实热之证，方有此候，然有在经、在腑之分。外候再见身蒸热，汗大泄，口大渴，鼻燥唇干，齿无津液，脉必洪大而长，或浮缓，或浮洪而数，此在经热邪，当用白虎汤。若面热而赤

---

① 阳：原阙，据《四诊抉微》改。
② 发：原作"法"，据《四诊抉微》改。
③ 瘳：《说文解字》谓"瘳，疾愈也"。
④ 浮：原作"淳"，据《四诊抉微》改。

甚，短气，腹满而喘，潮热，手足濈然汗出，兼见痞满燥实，坚硬拒按等症，脉不浮而反沉实，或沉数，此热结在中，为阳明腑证，当下之，看邪热浅深，三承气选用可也。然胃中虚热，面亦发赤，第①赤与热甚微，或隐或见，不若前经腑之实热，常赤不减，并无外症之可察为异耳。即外有身热亦微，不若前实证之炎歊②也。脉浮濡而短弱，按之不鼓指，四君、六君选用治之。凡一切杂证，虚热面赤，亦必用此消息③之，自能无误。观面赤一症，有表里、虚实、戴阳、上下寒热之不同，不可不细为审察而明辨也。

张石顽曰：赤属心，主三焦。深赤色坚，素禀多火也。赤而腘④坚，营血之充。微赤而鲜，气虚有火。赤而索泽，血虚火旺。赤为火炎之色，只虑津枯血竭，亦无虚寒之患。大抵火形之人，从未有肥盛多湿者，即有痰嗽，亦燥气耳。面赤多热而有表里虚实之殊。午后面赤为阴火。两颧赤色如妆，为阴火亢极，虽愈，必死。

《脉鉴》⑤曰：两颧时赤，虚火上炎，骨蒸痨瘵，鬼疰传尸，阴火炎颊，赤如桃花，名桃花痒。按：劳瘵证中，方有此候证在，不治。

乔岳⑥云：心经绝者，虚阳上发，面赤如脂，不久居也。按：王叔和云：面赤如妆，不久居，脂与妆同，乃久病虚劳，将坏之候，不治，与上戴阳证不同。

---

① 第：但。

② 歊：《说文解字》谓"歊歊，气上出貌"。

③ 消息：消解平息。

④ 腘（jùn）：《康熙字典》载"腘，谓肘膝后肉如块者"。

⑤ 《脉鉴》：指《四诊脉鉴大全》，清·王宏翰撰。

⑥ 乔岳：明代医学家，生平不详。著有《五脏绝歌》。

《经》云：赤色出两颧，大如拇指，病虽小愈，必卒死。

肺病见赤，心火刑金，为难治。准头、印堂有赤气，枯夭者死，明润者生。赤而黄，赤而青，为相生，则吉；赤而白，赤而黑，为相克，则凶。

《脉鉴》曰：颧上赤青唇带白，中风之疾恐难释。赤虫游于目窠下，妇人产内定遭刑孕妇目下赤色似虫形，必患产难。年寿眼堂横绛气，须知疝气与肠疼。兰台庭畔有红丝，定是遗精白浊人。孕妇准头若发火，产中之厄必难逃。妊娠沟洫常青色，双生之喜可预决。

青色主病吉凶

《金匮直解》曰：肝王东方，属木色青。风寒与痛，三者主病。怒亦色青，惊色相同。青而黑者，阳气之衰，寒水为祸。青色兼红，相生则喜。青而枯白，相克则凶。如脾病见青色，为木来克土，难治。

青为克贼之色，诸病皆忌单见脾土部分，其证必凶。

《脉经》曰：病人及肥健人，面忽如马肝色，望之如青，近之如黑者，死。一曰肝肾绝也。

小儿十岁以前，面上忽如青纱盖定后发际至印堂者，不论病之深浅，有者六十日死。若至鼻柱，一月须亡。更到人中，不过十日。其色盈面，即日哭伤。

黄色主病吉凶

《金匮直解》曰：脾王中央，属土，色黄。黄者为湿，为热，为虚，而有明暗之分，挟热则色鲜明，挟湿则色昏滞，女劳、酒疸则色昏黑。

张石顽曰：黄属脾胃。若黄而肥盛，胃中有湿痰也。黄而枯癃，胃中有火也。黄而色淡，胃本虚也。黄而色暗，津液久耗也。其虚实寒热之机，又当以饮食便溺消息之。

张叔承曰：黄白无泽，脾肺之虚。淡黄，脾胃伤，四肢痿弱，腹痛。

陈月坡曰：面色黄者，多久病也。面黄唇白，病必虚泻。面黄唇红，脾之火也。面黄能食，病久内热。黄白而肿，食少虚极。天庭黄赤，上焦之热。

准头、印堂、年寿①有黄，气明润者病退，及目睑黄，皆为欲愈。若黄而白，黄而红，相生则吉。黄而青，相克则凶。长夏见黄则吉，兼青则凶。

《脉经》曰：病人面无精光，若土色，不受饮食者，四日死。

《素问·五脏生成论》曰：面黄目青，面黄目赤，面黄目白，面黄目黑，皆不死也。面青目赤，面赤目白，面青目黑，面黑目白，面赤目青，皆死也。王注曰：凡色见黄，皆为有胃气，故不死也。无黄色而皆死者，以无胃气也。

喻嘉言曰：《内经》举面目为望色之要，盖以黄为中央土色，病人面目显黄色而不受他色所侵者则吉，面目无黄色而惟受他色所侵者则凶。虽目色之黄，湿深热炽，要未可论于死生之际也。

林慎庵曰：前人云，黄色枯燥而夭，其证必死。此专指杂证久病者而言，若伤寒温热病愈后，因火热烁阴，燥火发黄，色亦枯涩，治以凉润，因而得愈者多矣，又未可遽断以为死也。

邹丹源②曰：凡人病见青黑诸色者多凶。惟黄为宫，然亦

---

① 年寿：推拿穴位名，又名延年。在山根下，鼻上高骨处，准头处。

② 邹丹源：明末医学家。名志夔，字鸣韶，号丹源子。著有《脉理正义》。

必黄而有神乃可。若久病枯黄，宁有生乎。

白色主病吉凶

《金匮直解》曰：肺王西方，属金，色白。白者为虚，为寒。有悲愁不乐则色白，有脱血夺气亡津液则色白。

张石顽曰：色白属肺，白而淖泽，肺胃之充也。肥白而按之绵软，气虚有痰也。白而消瘦，爪甲鲜赤，气虚有火也。白而面夭然不泽，爪甲色淡，肺胃虚寒也。白而微青，或臂多青脉，气虚不能统血也。若兼爪甲色青，则为阴寒之证矣。白为气虚之象，纵有失血发热，皆为虚火，断无实热之理。

面白少神，手足冷者，虚泻胃弱。面色青白，寒胜兼虚。服药渐红，寒邪去而变热也。面上白点，腹中虫积。如蟹爪路，一黄一白，食积何疑按：拳家指两颧颊后，耳门之前，有蟹爪路，一黄一白者，为有伤。面无血色，又无寒热，脉见沉①弦，将必衄血。至若危候，太阳终者其色亦白，少阳终者其色清白。印堂年寿白而光泽，见则为吉；白而兼黄，相生亦吉；白而兼赤，相克则凶也。

黑色主病吉凶

《金匮直解》曰：肾王北方，属水色黑。《经》云肾病，面如漆柴。究其主病，为寒为痛。恐惧与忧，色亦相同。外有水证，其色亦黑。胃病颜黑，肾非专责。瘦人多火，面色苍黑，勿泥寒也。冬月面惨，伤寒已至。紫浊时病，面色黑惨。带紫色者，邪气方甚。寒多热少，夜不寐也。面色黑滞，惊怕不寐。邪气为害，内服药剂，外镇可也。上证如斯，亦有火壅，亦挟

---

① 沉：原作"证"，据文义改。

虚者，合脉与症，细为详辨。面色黑滞，服药渐光，病邪已退，将欲愈也。危恶之候，亦须明白，少阴终者，其面必黑。太阴终者，皮毛及面，亦皆焦黑。黑色出庭，大如拇指，不病卒死。病人黑色，出于天庭，下至年寿，并及颧上，见则主死。《脉经》有云：病人首部，耳目口鼻，有黑气起，入于口者，为入门户，其病主死。准头、年寿、印堂三处，黑色枯夭，其病主死。心病见黑，亦主死也。大抵黑色见面，多凶主死。黄色见面，多吉不死。盖五行于土为本，征胃气之犹在也。

《脉经》云：病人卒肿，其面苍黑者死。

张石顽曰：苍黑属肝与肾。苍而理粗，筋骨劳勩[1]也。苍而枯槁，荣血之涸也。黑而肥泽，骨髓之充也。黑而瘦削，阴火内戕也。苍黑为下焦气旺，虽犯客寒，亦必蕴为邪热而少虚寒之候也。

戴同父[2]曰：按明堂察色，入门户为凶，不入为吉[3]。所谓门户者，阙庭，肺门户；目，肝门户；耳，肾门户；口，心脾门户。若有气色[4]入者，皆死。白色见冲眉上，肺有病，入阙庭，夏死。黄色见鼻上，脾有病，入口者，春夏死。青色见人中，肝有病，入目者，秋死。黑色见颧上，肾有病，入耳者，夏日[5]死。赤色出两颧，心有病，入口者，冬日死。盖五脏五色，各入本脏门户，至被克之时，为死期之日也。

---

① 勩（yì）：《说文解字》谓"勩，劳也"。

② 戴同父：元代医学家。名启宗，又作起宗，字同父。著有《脉诀刊误集解》《脉诀集解》。

③ 不入为吉：原脱，据《千金翼方·卷二十五·诊气色法第一》补。

④ 气色：据《千金翼方·卷二十五·诊气色法第一》，此当为黑色之气。

⑤ 夏日：《脉诊抉微》为"六日"。

《脉鉴》曰：色与脉，犹须分别生克。色脉相克者，凶；色脉相生者，吉。然犹有要焉，色克脉者，其死速；脉克色者，其死迟；色生脉者，其愈速；脉生色者，其愈迟。

有伤寒、瘟疫、伏暑等一切热证内陷后，十指色黑，或一节，或至二节，此热陷劫阴，水反侮土，热极反兼水化也。当此，后天已败，虽清之攻之，十有九死矣。又有一种，忧愁思虑，脾伤久泻，肾亦伤，而水反侮土，土为水化，则十指亦黑，甚者黑至腕间，肢冷鼻冷，形气暴脱，此先天阳气卒败，其死最速。按：此等速死者，大约是老人虚弱，患霍乱而致者最多。彼忧愁思虑，泻久伤肾。水反侮土而指黑者，其黑色亦稍浅，且仅在十指外侧节骱间也。若其人形气未至大败，肢亦不冷，其脉胃气未绝者，则专事补土，兼以轻轻和阴补肾，竟有泻减谷增而愈者。*南庐识*

妇人女子望形察色全在活法论

张石顽曰：妇人深居闺阁，密护屏帏，不能望见颜色，但须验其手腕之色泽，苍白肥瘠已见一斑。至若肌之滑涩，可以征津液之盛衰；理之疏密，可以征营卫之强弱；肉之坚软，可以征胃气之虚实；筋之粗细，可以征肝血之充馁；骨之大小，可以征肾精之勇怯；爪之刚柔，可以征胆液之淳清；指之肥瘦，可以征经气之荣枯；掌之厚薄，可以征脏气之丰歉；尺之寒热，可以征表里之阴阳。及乎动静之安危，气息之微盛，更合之以脉，参之以症，则气血之虚实，情性之刚柔，形体之劳逸，服食之精粗，病苦之逆顺，皆了然心目矣。

卷二

望　诊

察目

《五法》①曰：目者，至阴也，五脏精华之所系。热则昏暗，水足则明察秋毫。如常而了然者，邪未传里也。若赤若黄，邪已入里矣。若昏暗不明，乃邪热在里烧灼，肾水枯涸，故目无精华，不能朗照，急用大承气汤下之。盖寒则目清，未有寒甚而目不见者也，是以曰急下。凡开目欲见人者，阳证也。闭目不欲见人者，阴证也。目瞑者，将衄血也《经》云：阳气盛则瞋目②，阴气盛则瞑目也。白睛黄者，将发黄也。至于目反上视，瞪目直视，及眼胞忽然陷下者，为五脏已绝之证，不治。以上伤寒热证之察目法也。

林慎庵曰：按《内经》云目内陷者死，乔岳曰肺主眼胞，肺绝则眼胞陷。总之，五脏六腑之精气，皆上注于目而为之精。目陷为五脏六腑之精气皆脱，又何必皆指于肺耶。再按：闭目不欲见人为阴，然阳明热甚，热邪壅闭，及目赤肿痛羞明，皆闭目不欲见人，是又不可以闭目为阴也。《经》云：足阳明是动，病至则恶人与火，欲独闭户牖而处是也。予尝阅历，二者皆应，临诊之际，必审察脉症，详辨虚实，庶无遁情。故不拘伤寒杂证，凡见目直视、上视、斜视、眼如盲、眼小、目瞪等候，皆系五脏内败，阴阳绝竭，而征于外者，必死，不可轻许

---

① 《五法》：指《伤寒五法》，明·陈长卿撰。
② 瞋（chēn）目：睁大眼睛。

以治也。

凡目赤痛，必多羞明，此亦有二：一为热壅于内，明光能助邪热，故见明则恶也；一为血虚胆汁少，则不能运精华以敌阳光，故见明怯也。目不红不肿，但沙涩昏痛，乃气分隐伏之火，脾肺络有湿热，秋时多有此患，俗谓之稻芒赤，亦曰白赤眼，通用桑白皮散、玄参丸、泻肺汤、大黄丸。

《论疾诊尺篇》曰：诊目痛，赤脉从上下者，太阳病；从下上者，阳明病；从外走内者，少阳病诊视①也，赤脉红筋也。诊寒热，赤脉上下至瞳子，见一脉，一岁死；见一脉半，一岁半死；见二脉，二岁死；见二脉半，二岁半死；见三脉，三岁死此邪入阴分而病为寒热者，当反其目以视之，脉愈少则毒愈紧而死愈速矣。诊瘰疬鼠瘘者同。

张子和②曰：目不因火则不病。白轮变赤，火乘肺也；肉轮赤肿，火乘脾也；黑水神光被翳，火乘肝与肾也；赤脉贯目，火自甚也。

《脉经》曰：病人肝绝，八日死，何以知之？面青，但欲伏眠，目视而不见人，泣出如水不止。

王海藏③曰：目能远视，不能近视，责其无水，法当补肾，地黄、天冬、山萸。能近视，不能远视，责其无火，法当补心，人参、茯神、远志。又能晓视，不能晚视，日出则明，日入则暗俗名鸡盲，此元阳不足而胃气不升也，宜大补而升举其阳，旧

---

① 视：目也。

② 张子和：金代医学家。名从正，字子和，号戴人。著有《儒门事亲》等。

③ 王海藏：元代医学家。字进之，号海藏。著有《医垒元戎》《阴证略例》《汤液本草》《此事难知》等。

方只用地肤子、苍术之属，恐无益于治也。凡无故而忽有此三者，多丧明。

目病有恶毒者，为瘀血贯眼，初起不过赤肿，渐则紫胀，白珠皆变成血，黑珠深陷而隐小。此必于初起时，急针内眦、迎香、上星、太阳诸穴以开导之，内服宜明丸、分珠丸、通血丸，迟必失明矣。

又有瞳神内不见黑莹，但见一点鲜红或紫浊者，此为血贯瞳神，不但目不可治，恐其人亦不久也。又有白轮自平，而青轮忽泛起突出者，此木邪郁滞，随火胀起也，泻火必先伐木。

又有白轮连黑珠一齐突出者，或凝定不动，或渐出脱落，此风毒也，急于迎香、上星等处针之，失治必死。然予亦见有两目俱脱而不死者。

目有无故忽失明，此为气脱，非佳兆也，大剂参芪主之。然《难经》云：脱阳者见鬼，脱阴者目盲，是又未可专恃参芪也。而又有不同者，如丹溪治一男子忽目盲，其脉涩，谓有死血在胃，因数饮热酒故也，以苏木煎汤，调入参膏饮之，二日，鼻内、两手掌皆紫黑，此滞血行也。以四物汤加苏木、桃仁、红花、陈皮煎，调人参末，数服愈。又一男子忽目盲不见物，脉缓大四至之上，重按则散无力，此为受湿，用白术为君，黄芪、茯苓、陈皮为臣，稍佐以附子，十余剂愈。人能察其脉而辨其因，斯为上工矣。

《脉诀汇辨》曰：目赤色者，其病在心。色淡红者，心经虚热。白病在肺，青病在肝，黄病在脾，黑病在肾。黄而难名，病在胸中。白睛黄淡，脾伤泄痢。黄而且浊，或如烟熏，湿甚黄疸。黄如橘明，则为热多。黄兼青紫，脉来必芤，血瘀胸中。胞黑颊赤，乃系热痰。眼胞上下，色如烟煤，亦为痰病。眼黑步艰，呻吟不已，痰已入骨。遍体痰疼，眼黑面黄，四肢痿痹，聚沫风痰，随在皆有。目黄大烦，脉大病进。目黄心烦，脉和病愈。目睛晕黄，衄则未止。目睛黄者，酒疸已成先哲云，目睛黄，非疸即衄，目黄而头汗，将欲发黄。黄白及面，眼胞上下，皆觉肿者，指为谷疸，心下必胀。明堂眼下，青色多欲，精神劳伤，不尔未睡，目无精光，齿黑者死。瘰疬血脉，贯瞳者凶，一脉一岁，死期已终。目间青脉，胆滞掣痛。瞳子高大，太阳不足。病人面目，俱等无疴，眼下青色，伤寒挟阴。目正圆者，太阳经绝，痉病不治。色青为痛，色黑为劳，色赤为风，色黄溺难，鲜明留饮鲜明者，俗名水汪汪也，俱指白珠而言。按：凡发时疹痧痘者，俱身热而两目带水红色。目睛皆钝，不能了了，鼻呼不出，吸而不入，气促而冷，则为阴病。目睛了了，能往能来，息长而热，则为阳病。

《脉鉴》曰：青若针横于目下，赤连耳目死须知。目下五色筋疾见，魂归冥府不差移。

《赤水玄珠》① 曰：上下睑肿者，脾气热也"睑"音"检"，俗呼为眼胞，又名眼眶。一曰脾之候在睑，睑动则知脾能消化也，脾病则睑涩嗜卧矣；又曰脾虚则睑肿。朱丹溪曰：阳明经有风热，则为烂眼眶。

霍乱大吐泻后，目②陷，上下两睑青如磕伤，此土败木贼，不治。

小儿风包热，连声顿嗽，嗽甚必呕涎食，久则痰中有血，俗名天哮。嗽，常有白睛内胬肉突起，其赤如血，两眼睑青紫

---

① 《赤水玄珠》：明·孙一奎撰。
② 目：原作"日"，据文义改。

如磕伤，服羚羊、泻白等剂清金凉血，嗽减自退。若吐泻而见目陷者，多变慢脾危候。

察耳

《五法》曰：耳者，肾之窍也。察耳之好恶，知肾之强弱。肾为人之根本，肾绝者，未有不死者也。故耳轮红润者，生；或黄，或白，或黑，或青而枯者，死；薄而白，薄而黑，或焦如炭色者，皆为肾败，肾败者必死也。若耳聋，若耳中痛，皆属少阳，此邪传半表半里，当和解之。若耳聋而舌卷唇青，此属足厥阴，为难治也。

按：风温、温热、温疫、湿温等证，热邪蒙扰清窍，并挟虚证，多有耳聋者，又不专属少阳，当随证辨治。

《脉鉴》曰：命门耳之下垂枯黑骨中热，白肺黄脾紫肾殃。

《论疾尺诊篇》曰：耳间青脉起者掣痛。

察鼻

《五法》曰：若伤寒鼻孔干者，乃邪热入于阳明肌肉之中，久之必将衄血也。鼻孔干燥，黑如烟煤者，阳毒热深也。鼻孔出冷气，滑而黑者，阴毒冷极也。鼻息鼾睡者，风温也。鼻塞浊涕者，风热也。若病中见鼻扇张，为肺绝，不治。

林慎庵曰：鼻扇有虚实新久之分，不可概为肺绝也。若初病即鼻扇，多有邪热风[①]火壅塞肺气使然，实热居多。若久病鼻扇喘汗，是为肺绝不治。

《经络全书》[②] 曰：其在小儿面部谓之明堂。

《灵枢经》曰：脉见于气口，色见于明堂。明堂者，鼻也。

---

① 风：原阙，据《四诊抉微》补。
② 《经络全书》：明·沈子禄、徐师曾撰。

明堂广大者，寿；小者，殆，况加疾者。按：此语即相家①贵隆准之说，然须视其面部何如耳。当见明堂虽小，与面部相称者寿，不可执一论也。

病人鼻头明，山根亮，目眦黄，皆起色也。

鼻头微黑，为有水气。色见黄者，胸上有寒。色白亡血。微赤非时，见之者死喻嘉言曰：非其时而有其气，则非生土之火，乃克金之火，又主脏躁而死矣。鼻头色黄，小便必难按：鼻头黄者，主胸上有寒，寒则水谷不进，故又主小便难也。余处无恙，鼻尖青黄，其人必淋。鼻青腹痛，舌冷者死喻嘉言曰：仲景谓鼻头色青，腹中痛，苦冷者死。此一语，独刊千古。盖厥阴肝木之色，挟肾水之寒威，上征于鼻，下征于腹，是为暴病，顷之阳亡而死矣。鼻孔忽仰，可决短期。鼻色枯槁，死亡将及。鼻冷连颐，十无一生鼻者属土，而为肺气之所出入，肺胃之神机已绝，故枯槁而冷也。

乔岳曰：肺绝则无涕，鼻孔黑燥，肝逆乘之而色青。鼻塞流涕清者，邪未解也。痰清涕清，寒未去也。痰胶鼻塞，火之来也按：小儿痧疹初退，每多鼻干无涕泪，服清解药而清涕自来者，毒火解散之候，吉兆也，否则多凶。

张石顽曰：鼻紫黑起疮瘰者，以诸阳聚于面，而面为阳中之阳，鼻又居面之中央，阳明起于頞②中，为至清至精之分。彼多酒之人，酒气熏蒸肺胃门窍，鼻络得酒，血为极热，热血得冷，结滞不行，故先紫后黑。当用山栀仁，姜汁浸，炒黑，二两；入干姜，炮黑，二钱；连翘仁，一两，为末，蜜丸，临卧灯心汤服二钱五分，以清肺家血中之热也。

按：紫黑起瘰，酒家多有此鼻，故俗名酒齇鼻也。然有不饮酒人而鼻亦

---

① 相家：相面术的行家。
② 頞（è）：鼻梁。《说文解字》谓"頞，鼻茎也"。

起赤瘰，但不若酒家之多而紫者，乃肺素有风热蒸遏，窍络结滞不行也。宜用枇杷叶刷去毛，生煎浓汤，候冷，调消风散，食后临卧服，或用生姜汁炒山栀、杏仁泥等分，蜜丸服之，并用白盐时时擦之，外治以生白矾、硫黄、元明粉等分为散，入麝少许擦之，或用生矾研末，每洗面时置掌中，滴酒擦之，数日即白。（南庐识）

察唇

赤肿为热，青黑为阴寒，鲜红为阴虚火旺，淡白为气虚。

《五法》曰：唇者，肌肉之本，脾之华也，故视其唇之色泽，可以知病之浅深。干而焦者，热在肌肉。焦而红者，吉；焦而黑者，凶。唇口俱赤肿者，肌肉热甚也。唇口俱青黑者，冷极也。

《师传篇》曰：脾者，主为卫，使之迎粮，视唇舌好恶，以知吉凶。

《本脏篇》曰：唇上下好者脾端正，唇偏举者脾偏倾，揭唇①者脾高，唇下纵者脾下，唇坚者脾坚，唇大而不坚者脾脆。

《五阅五使篇》曰：脾病者唇黄。

《经脉篇》曰：唇舌者，肌肉之本，足太阴气绝则脉不荣，脉不荣则肌肉软，肌肉软则舌萎人中满，人中满则唇反，唇反者，肉先死，甲笃乙死，木胜土也。

《经脉篇》曰：足阳明所生病者，口㖞唇胗②。

《口问篇》曰：少阴气至则啮舌，少阳气至则啮颊，阳明气至则啮唇。

《中藏经》曰：胃中热则唇黑按：黑字上当有焦字，唇色紫者胃气虚寒也。

---

① 揭唇：口唇翻露于外。

② 胗（zhěn）：嘴唇溃疡。

《玄珠》曰：上下唇皆赤者，心经热也；上唇赤下唇白者，肾虚而心火不降也。

钱仲阳①曰：肺主唇白，白而泽者吉，白如枯骨者死。唇白当补脾肺，盖脾者肺之母也，母子皆虚，不能相荣，是名曰怯，故当补。若深红色，则当散肺虚热。

《脉鉴》曰：久病唇红定难疗。又曰：唇青体冷及遗尿，背向饮食四日死。

《脉经》曰：病人唇肿齿焦者死。又曰：病人唇青，人中反，三日死。

察齿

《脉经》曰：阴阳俱竭，其齿如熟小豆，其脉躁者死。又曰：齿忽变黑，十三日死。

《医灯续焰》②曰：齿黄枯落，骨绝。

叶天士《温热论》曰：齿为肾之余，龈为胃之络，热邪不燥胃津，必耗肾液。病深动血，结瓣于上。阳血者色必紫，紫如干漆。阴血者色必黄，黄如酱瓣。阳血若见，安胃为主。阴血若见，救阴为要。然豆瓣色者多险，若证还不逆者，尚可治，否则难治矣。何以故耶？盖阴下竭，阳上厥也。

齿若光燥如石者，胃热甚也，若无汗恶寒，卫偏胜也，辛凉泄胃透汗为要。若枯骨色者，肾液枯也，为难治。若上半截润，水不上承，心火炎上也，急急清心救水，俟枯处转润为妥。若咬牙龈齿者，湿热化风痓病。但咬牙者，胃热气走其络也。若咬牙而脉症皆衰者，胃虚无谷以内荣也。何以故？虚则喜实

---

① 钱仲阳：宋代医学家，名乙，字仲阳。著有《小儿药证直诀》。

② 《医灯续焰》：脉学著作，明·王绍隆撰，清·潘楫增注。

也。舌本不缩而硬，牙关咬定难开者，此非风痰阻络，即欲作痉证也，用酸物擦之即开，酸走筋，水来泄土故也。

若齿垢如灰糕样者，胃气无权，津亡，湿浊用事，多死。而齿缝流清血，痛者胃火冲激也，不痛者龙火内燔也。齿焦无垢者死。齿焦有垢者，肾热胃劫也，当微下之，或玉女煎清胃救肾可也。

察口

《五法》曰：口燥咽干者，肾热也；口噤难言者，风痉也。若病重见唇口卷，环口黧黑，口张气直，或如鱼口不能复闭，头摇不止，气出不返者，皆不治也。

《中藏经》曰：小肠实则热，热则口疮。

《素问》曰：膀胱移热于小肠，隔肠不便，上为口糜口生疮而糜烂也。凡病唇口疮者，邪之出也。凡疟久，环口生疮者，邪将解而火邪外散也。

《脉鉴》曰：五色口边绕巡死，恶候相侵命必亡。产母口边有白色，近期五七日中间。又曰：口角白干病将至。

卷三

望　诊

察舌

《五法》曰：舌者，心之窍也。脏腑有病，必见之于舌。若津液如常，此邪在表而未传里也。见白苔而滑者，邪在半表半里之间，未深入于腑也。见黄苔而干燥者，胃腑热甚而熏灼也，当下之。见舌上黑刺裂破及津液枯涸而干燥者，邪热已极，病势危甚，乃肾水克心火也薛立斋曰：黑舌亦为热者，由火热过极则反兼水化，故色黑也，急大下之，十可一生。至于舌上青黑，以手摸之无芒刺而津润者，此直中寒证也，急投干姜、附子，误以为热，必危殆矣。是黑舌者，又不可概以热论也。

邹氏[①]曰：凡伤寒五六日已外，舌上无苔，即宜于杂证求之，不可峻攻而大下。

林慎庵曰：伤寒五六日已外，正邪热传里，阳明热甚之时，而舌上津润无苔，则里无邪热可知。在外之热恐是里阳浮露，格阳于外之假热，故当求责，若不审察其虚实而浪施药剂，岂不速毙其人耶！学者当深察勿忽。

白苔舌

《舌鉴》[②]曰：伤寒邪在皮毛，初则舌有白沫，次则白涎白

---

① 邹氏：原作"郑氏"。以"凡伤寒五六日已外……不可峻攻而大下"一文出自明代医家邹志夔所著之《脉理正义》，且该书所参考的《四诊抉微》引该文时直接作"《正义》"，故改。

② 《舌鉴》：指《伤寒舌鉴》，清·张登撰。

滑，再次白屑白疱，有舌中、舌尖、舌根之不同，是寒邪入经之微甚也。舌乃心之苗，心属南方火，当赤色，今反见白色者，是火不制金也。初则寒郁皮肤，毛窍不得疏通，热气不得外泄，故恶寒发热。在太阳经则头痛身热，项背强，腰脊疼等症。传至阳明经则有白屑满舌，虽症有烦躁，如脉浮紧者，犹当汗之。在少阳经者则白苔白滑，以小柴胡汤和之。胃虚者理中汤温之。如白色少变黄者，大柴胡、大小承气分轻重下之。白舌亦有死证，不可忽视也。

《正义》曰：舌见白苔而滑者，此太阳并病。如太阳未罢，可冲和汤，或香苏散，或桂枝汤，有懊侬者栀子豉汤。

舌见白苔而干厚者，此太阳热病未经发汗，过服寒药，或误饮冷水，抑遏其热而致也，先以姜桂彻其寒，而后以香苏散汗之。

舌见白苔而中微黄者，此太阳阳明合病也。如太阳未罢，双解散。如太阳已罢，选承气下之。

舌见白苔而外微黄者，必作泻，宜解毒汤；恶寒者，五苓散。

舌见白苔而尖有黑刺者，此少阳阳明也。表未罢者，柴葛汤；表已罢者，选承气下之。

舌见白苔而满黑刺者，三阳合病也。里未实，柴葛汤加黄连；里已具，承气汤。津润者生，干枯者死。

舌见白苔而中有黑斑点乱生者，此少阳阳明也。有表者，凉膈散合小柴胡汤。里已具，调胃承气汤。身有斑者从斑治，化斑汤。

《舌鉴》曰：舌边干白，中心干黑者，此阳明腑兼太阳。因汗不彻，传至阳明所致。必微汗出，不恶寒。脉沉者，可下之。

如二三日未曾汗，有此舌，必死。

若白滑苔而中心黑者，为表邪入里之候。大热谵语，承气等下之。倘食复而发热，或利不止者，难治。

《正义》曰：舌见白苔，俱成细圈子者，曾见冬月伤寒呕恶，误服白虎，脉伏，舌苔成圈，如白豹纹，用正气散加肉桂、丁香、炮姜，数服愈。

舌无白苔而冷滑，外证厥冷者，少阴也，四逆汤，或理中汤。

舌见白苔而腻滑者，痰也，二陈汤。

舌上白苔在右者，阳明也，人参白虎汤《正义》作在左者，阳明也。

舌上白苔在左者，少阳也，小柴胡汤《正义》作在右者，少阳也。

《舌鉴》曰：白苔见于一边，无论左右，皆属半表半里，并宜小柴胡汤，左加葛根，右加茯苓。有咳引胁下痛而见此舌，小青龙汤。夏月多汗自利，人参白虎汤。

《正义》曰：舌上白苔，或左或右，而余见黄黑，外症下利，痛引小腹者，脏结也。热盛者，桂枝大黄汤下之。无热，真武汤，十救二三。

《舌鉴》曰：黄连汤加附子。结在咽，不能语言，宜生脉散合四逆汤，十中可救一二。

舌上白苔，在尖者，少阳也，小柴胡汤主之。

舌苔根白而尖红者，太阳少阳并病也，小柴胡加升麻《舌鉴》曰小柴胡汤加减。

舌白无苔而明淡，外证热者，胃虚也，补中益气汤主之。凡言苔者，有垢上浮也，若无苔垢而色变者，则为虚也。

林慎庵曰：按《舌鉴》云，年高胃弱，虽有风寒，不能变热，或多服汤药，伤其胃气，所以淡白通明，似苔非苔也，宜补中益气汤加减治之。然以予观之，不止是也，此等舌俗名镜面舌，多见于老弱久病之人，是津液枯竭之候。五液皆主于肾，当用大剂生脉合六味治之，因而得生者多矣。

《正义》曰：舌见白苔，如煮熟之色，厚厚裹舌者，则饮冷之过也，四逆汤救之，脉不出者死。

《舌鉴》曰：此心气绝而肺色乘于上也，始因食瓜果、冰水等物，阳气不得发越所致，为必死候，用枳实理中，间有生者。

舌根尖俱黑而中白，乃金水太过，火土气绝于内，虽无凶症，亦必死也。

白苔中见黑色两条，乃太阳少阳之邪入于胃，因土气衰绝，故手足厥冷，胸中结痛也，理中汤、泻心汤选用。如邪结在舌根咽嗌，不能言者，死证也。

白苔中见灰色两条，乃夹冷食舌也。七八日后见之而有津者可治，理中、四逆选用。无津者不治。如干厚，见里证者，下之得泻后，次日灰色去者安。

白苔中见黄色两条，此阳明里证舌也。黄乃土之色，因邪热上攻，致令舌有变黄。如脉长，恶热，转失气，烦躁者，大柴胡、调胃承气下之。

舌尖白而根灰黑，少阳邪热传腑，热极而伤冷饮也。如水停，津液固结而渴者，五苓散；自汗而渴者，白虎汤；下利而渴者，解毒汤。如黑根多，白尖少，中不甚红者，难治。

白苔，尖灰，根黄，此太阳湿热并于阳明也。如兼目黄、小便黄者，茵陈蒿汤加减。

舌白苔如积粉，乃瘟疫初犯募原也，达原饮。见三阳表证，随经加柴胡、葛根、羌活。见里证，加大黄。

王晋三[1]曰：伤寒脏结证，舌上白苔滑者难治，戒之不可攻。而《舌鉴》论白苔十九证，皆汗下辛热之法。余阅历多年，未有能治之者。戊午岁，少阴君火，太乙天符[2]，自春徂[3]秋，民病勿论三因，舌苔白者居多，有白滑、白屑、白粉之异。原其义，即《至真要论》热胜寒复，火胜水复，热极反兼胜已之化也。用炮姜、附子，则白苔厚而液燥；用芩、连，则手足冷而阳脱。余寻思，舌为心之外候，其色当赤，白为肺之色，反加心火之上，是侮其所胜，显系寒邪入肺，郁蒸见于舌，是卫实营虚，乃以大剂生姜汗泄卫，肉桂通营，佐以人参、当归、南枣，助营卫之正气，服之皆应手而愈，名之曰姜桂汤，宗仲景心营肺卫立方也。

黄苔舌

《舌鉴》曰：黄苔者，里证也。伤寒初病无此舌，传至少阳经，亦无此舌。直至阳明腑实，胃中火盛，火[4]乘土位，故有此苔，当分轻重泻之。初则微黄，次则深黄，甚则干黄、焦黄也。其症有大热、大渴、便闭、谵语、痞结、自利，或因失汗发黄，或蓄血如狂，皆湿热太甚，小便不利所致。若目白如金，身黄如橘，宜茵陈汤、五苓散、栀子柏皮汤等。如蓄血在上焦，犀角地黄汤；中焦，桃仁承气汤；下焦，代抵当汤。凡血证，

① 王晋三：清代医学家，名子接，字晋三。著有《绛雪园古方选注》《得宜本草》等。
② 太乙天符：运气学说术语，出自《素问·六微旨大论》。指既为天符，又为岁会之年，即司天之气、中运之气和岁支之气三者会合。戊午、乙酉、己丑、己未均属太乙天符年。
③ 徂（cú）：《尔雅》谓"徂，往也"。
④ 火：原作"土"，据《伤寒舌鉴》改。

见血则愈，切不可与冷水，饮之必死。大抵舌黄，证虽重，若脉长者，中土有气也，下之则安。如脉弦，下利，舌苔黄，中有黑色，皆危证也。

《正义》曰：舌苔淡黄者，此表邪将罢而入里也，双解散主之。表未罢者，小柴胡汤合天水散。表已罢，大柴胡汤下之。

舌中心见黄苔者，此太阳阳明也，必作烦渴呕吐之症。兼有表者，五苓合益元；表证已罢，调胃承气下之。

舌见黄苔而滑者，此身已发黄，茵陈栀子汤、茵陈五苓散。

舌见黄苔而涩者，此必初白苔而变黄，正阳阳明也，大承气下之，下后黄不退者死。身有黄者，茵陈大黄汤。

舌上黄苔在尖者，此太阳阳明也，表未罢者双解散，表已罢者调胃承气汤。其根红者为太阳，根白者为少阳，根黑者死候也。

舌上黄苔在根者，此邪传阳明也，身有黄者茵陈大黄汤，身无黄者凉膈散加硝黄，其尖白者桂枝大黄汤，小便涩者五苓加六一散及木通，姜汁服。又曰：根黄尖白，表少里多，宜天水散一，凉膈散二合服之。脉弦者防风通圣散。

舌黄而上有隔瓣①，邪毒深矣，急下之。或发黄，或结胸，或痞气，或蓄血俱有之，各随证下之。

舌上黄苔，双垂②夹见者，正阳阳明也，大承气汤。

舌见黄苔而中有黑斑者，此身有斑也，化斑汤合解毒汤，无斑者大承气汤主之。若见小黑点，是邪将入脏也，调胃承气汤下之，次进和解散，十救四五也。

---

① 隔瓣：即瓣膜。
② 双垂：瓣膜偏长的形态。

《舌鉴》曰：如脉涩谵语，循衣摸床，身黄斑黑者，俱不治，下出稀黑粪者死。

黄苔老极而中有黑刺者，皆由失汗所致，邪毒内陷已深，急用调胃承气下之，十中可保一二。

黄苔从中至尖通黑者，乃火土燥而热毒最深也，两感伤寒必死，恶寒甚者亦死。如不恶寒，口燥咽干，而下利臭水者，可用调胃承气汤下之，十中可救四五。口干齿燥形脱者不治。

舌黄而有黑滑者，阳明里证具也，虽不干燥，亦当下之，下后身凉脉静者生，大热脉躁者死。

林慎庵曰：尝见有姜黄色舌苔，及淡松花色苔，皆津润而冷，是皆阳衰土败之征，必不可治，是又古人所未言及者。

《舌鉴》曰：舌苔黄而舌胀大者，乃阳明胃经湿热也，症必身黄、便秘、烦躁，茵陈蒿汤。如小便自利而发黄者，五苓散加茵陈、栀子、黄连等治之。

舌根白，尖黄，其色倒见，必是少阳经传阳明腑病。若阳明证多者大柴胡汤，少阳证多者小柴胡汤，如谵语烦躁者调胃承气汤。

舌根黄，尖灰，不吐不利，心烦而渴者，胃中有郁热也，调胃承气加黄连。若舌见根黄尖白而短缩硬，不燥不滑，但不能伸出，症多谵妄烦乱，此痰挟宿食占据中宫也，大承气加姜、半主之。

黑舌苔

《舌鉴》曰：舌见黑苔，最为危候，表证皆无此舌。如两感一二日间见之，必死。若白苔上中心渐渐黑者，是伤寒邪热传里之候。红舌上渐渐黑者，乃瘟疫传变，坏证将至也。盖舌色本赤，今见黑者，乃水来克火，水极似火①，火过炭黑之理。然有纯黑，有黑晕，有刺，有隔瓣，有瓣底红、瓣底黑者，大抵尖黑犹轻，根黑至重，如全黑者，纵神丹亦难疗也。

《准绳》②曰：纯黑之舌，有火极似水者凉膈散，有水来克火者附子理中汤。此虽死候，然薛立斋云有用附子理中汤而愈者二人，不可便谓百无一生而弃之也。余谓黑而涩凉膈，黑而滑附子理中，亦死中求活之法。或问火极而黑，何不用大承气汤？曰：病势已极，急攻必死，故反用凉膈，待阴稍生，阳少缓，乃可攻也。

《正义》曰：舌根起黑苔者，此死候也。咽不结可治，宜大承气汤。

《舌鉴》曰：凡见瓣底黑者，不可用药。虽无恶候，脉亦暴绝，必死。

刺底黑者，言刮去芒刺，底下肉色俱黑也。凡见此舌，不必辨其何经何脉，虽无恶候，必死，勿治。

舌黑中烂而频欲啮，必烂至根而死，虽无恶候怪脉，切勿用药。

满舌黑苔，干燥而生大刺，揉之触手而响，掘开刺底红色者，心神尚在，虽火过极，下之可生。有肥盛多湿热人感冒发热，痞胀闷乱，一见此舌，急用大陷胸丸攻下，后以小陷胸汤调理。

舌见中黑边白而滑者，表里俱虚寒也，脉必微弱，症必畏寒，附子理中汤温之。夏月过食生冷而见此舌，则大顺、冷香

---

① 水极似火：原作"火极似水"，据《四诊抉微》改。
② 《准绳》：即《证治准绳》。明·王肯堂撰。

二汤选用。

两感一二日间，便见中黑边白厚苔者，虽用大羌活汤，恐无济矣。《正义》曰：五六日见者，大柴胡缓下之。

黄苔久而变黑，实热亢极之候。又未经服药，肆意饮食而见脉伏，目闭口开，独语谵妄。医遇此证，必掘开舌苔，视底瓣红者，可用大承气汤下之。

舌边围黑，中有红晕者，乃邪热入于心胞之候，故有此色，宜凉膈合大承气汤下之。

舌苔中心黑厚而干，为热甚津枯之候，急用生脉散合黄连解毒汤以解之。林慎庵曰：此名中焙舌，宜用甘露饮加人参、黄连为妥，或生料人参固本，凡加牛膝、元参、知母、地骨皮等治之。

舌中黑，无苔而燥，津液受伤而虚火用事也，急用生脉散合附子理中主之。

伤寒八九日，过汗，津枯血燥，舌无苔而黑瘦，大便五六日不行，腹不硬满，神昏不得卧，或时呢喃①叹息者，炙甘草汤。

舌至干黑而短，厥阴热极已深，或食填中脘膜胀所致，用大剂大承气汤下之，可救十中一二，服后粪黄热退者生，粪黑热不退者死。

舌黑滑有津，边红，症见谵语者，必表证时不曾服药，不戒饮食，冷物结滞于胃也。虚人黄龙汤，或枳实理中加大黄，壮实者用备急丸热下之。夏月中暍多有此舌，人参白虎汤主之。林慎庵曰：此等舌有大虚之候，宜合脉症，审慎而施治。

---

① 呢喃：小声自言自语。

《正义》曰：舌中心起黑苔者，此阳明瘟也，以大承气急下之，津滑者生，干涩者死。未伤饮食可治，脉沉微者难治。若黑色浅淡，尚有表证，双解散加解毒汤。舌尖起黑苔者，此少阴瘟也，凉膈散、大柴胡选用。无下证者，竹叶石膏汤。

舌尖白二分，根黑一分，身痛恶寒，曾①饮水者五苓散，自汗渴者白虎汤，下利者解毒汤。

舌苔黑晕二重而中心红者，阳明传厥阴，热入心包也，大承气汤。舌黑晕二条而中灰色，乃热传少阴，解毒汤加大黄。

舌无苔而中心淡黑冷滑者，少阴寒证也，四逆汤。凡见黑舌，须问曾食酸物及甜咸物否，能染成黑色，非因病而生也，然润而不燥，刮之即退为异耳。此等惟虚证津润能染，若内有实热，舌即生苔而燥，又何能染及耶？若欲验②视燥润，临诊必先禁饮汤水，饮后恐难辨耳。

产后辨舌者，以心主血也。《经》云：少阴气绝则血不行。故紫黑者，为血先死也。

凡舌起苔须刮去，用薄荷汁拭之，再用生姜切片平擦之。拭之即净而不复生，吉；拭之下去而复生者，必凶也。林慎庵曰：黑舌苔须分燥润及刮之坚松，以定虚实为要法。

《正义》曰：视舌色虽有成见，亦必须细察兼症及脉之虚实，不尔，恐有毫厘千里之谬。

林慎庵曰：按黑苔舌有水竭津枯一候，不宜凉药，宜重用壮水之剂。世多习而不察，率投苦寒，遗人大殃。殊不知脉虚数，或微细，胸腹无胀满，口多错语，舌虽焦黑干枯，肿而生

---

① 曾：疑为"憎"。考上下文，五苓散证为"渴欲饮水，水入则吐"之水逆证。

② 验：原作"染"，据《四诊抉微》改。

刺，乃真水衰竭，水不制火使然。大禁凉剂，惟以大剂生料六味地黄汤饮之。虚寒者，苔黑而松，加桂、附、五味子，则焦黑刺肿涣若冰释。

灰色舌

《正义》曰：灰色即黑苔之轻者也，与黑同治。兼有表者双解散，下利者解毒汤，内实者承气汤。但少阴寒证，亦见灰色，见在一二日者，无苔而冷滑是也，四逆汤主之，下利者理中汤。

《舌鉴》曰：灰色舌有阴阳之异。若直中阴经者，则即时舌俱灰黑而无积苔。若热传三阴，必四五日表证罢，而苔变灰黑也。有在根、在尖、在中者，有浑舌俱灰黑者。大抵传经热证，则有灰黑干苔，皆当攻下泄热。若直中三阴之灰黑无苔者，即当温经散寒。又有蓄血证，其人如狂，或瞑目谵语，亦有不狂不语，不知人事，面黑舌灰者，当分轻重以攻其血。切勿误与冷水，引领败血入心，而致不救也。

舌纯灰黑无苔者，直中三阴而夹冷食也，脉必沉细而迟。不渴不烦者，附子理中汤、四逆汤救之。次日舌变灰，中有微黄色者生，渐渐灰缩干黑者死。灰色见于中央，而消渴气上冲心，饥不欲食，食即吐蚘者，此热传厥阴之候，乌梅丸主之。

土邪胜水而舌见灰黑纹裂，凉膈、调胃皆可下之，十中可救二三。下后渴不止，热不退者，不治。

舌根灰色而中红尖黄，乃肠胃燥热。若大渴谵语，五六日不大便，转矢气者下之。如温病热病，恶寒脉浮者，凉膈、双解选用。

舌见灰黑色重晕，此瘟病热毒传三阴也。毒传内一次，舌即灰晕一层。毒盛故有重晕，最危之候，急宜凉膈、双解、解毒、承气下之。一晕尚轻，二晕为重，三晕必死。亦有横纹二三层者，与此重晕不殊。

灰黑舌中又有干刺，而见咽干口燥喘满，乃邪热结于少阴，当下之。然必待其转矢气者方下之，若下之早，令人小便难。

已经汗解，而见舌尖灰黑者，有宿食未消，或又伤饮食，邪热又炽之故，调胃承气汤下之。

舌尖灰黑，有刺而干，是得病后犹加饮食之故，虽见症耳聋、胁痛、发热、口苦，不得用小柴胡，必大柴胡或调胃承气，加消导药，方效。

淡淡灰色中，间有滑苔四五点如黑汗，此热邪传里，而有宿食未化也，大柴胡汤。

舌边灰黑而中淡紫，时时自啮舌尖为爽，乃少阴厥气上逆，非药可治。

红色舌

《正义》曰：凡黄黑白者俱有苔，红紫但有色而无苔也。舌有纯红者，此瘟疫将深之象也，谓之将瘟舌，用透顶清神散吹鼻取嚏，嚏即散义也。《舌鉴》曰：宜败毒散加减，或升麻葛根汤等治之。

舌中心见红者，此太阳证也，羌活汤汗之，有汗者小柴胡加减。

舌尖倍红者，此太阳证，羌活汤汗之，无表证者五苓散。

舌红而中见紫斑者，将发斑也，元参升麻汤。斑已见，化斑汤。舌淡红，而中见红赤点者，将发黄也，茵陈五苓散。

舌红而尖起紫疱者，此心经热毒也，黄连泻心汤，或解毒汤加元参、薄荷，兼服天水散，无尺脉者不治，战栗者亦不治。

舌红而碎裂如人字纹者，此阳明热毒熏蒸于膈上也，凉膈散主之。渴甚，转矢气者，承气汤。《金镜录》① 曰：乃君火燔灼也治法同。

舌红而碎裂，如川字纹，外症神昏自利者，导赤散加黄连，再用生脉散加黄连、枣仁。

舌红而有刺者，内有停积饮食也，承气汤下之。刮之得退者生，不退者死。

《舌鉴》曰：汗后食复，而见红尖紫刺，证甚危急，枳实栀子豉汤加大黄。刮去芒刺不复生则安，再生则危。

舌红而内有黑纹数条者，乃阴毒结于肝经。肝主筋，故舌见如筋丝样也。用理中汤合四逆汤温之，然须参外症与脉施治。

舌红而有重舌，或左或右者，此毒入心包也，须刺之出其恶血，服黄连泻心汤。表未解者，防风通圣散，更以冰片点之。

舌红而出血如衄，此热伤心包也，犀角地黄汤，或四生丸。林慎庵曰：二汤合用，加川连、生蒲黄，效更捷。

舌红而胀大满口者，此少阴阳明俱有热毒也，急刺去其恶血，以绿袍散加冰片吹之，服泻心汤。

舌红而强硬失音者，死候也。有痰者，胆星、橘、半等主之。内实者可下之。尝论伤寒不语属下证多，杂证不语同中风，治用黄芪防风汤，或人参汤加竹沥，大抵多从痰治也。

舌红而碎烂如虫蚀者，少阴瘟毒也，小承气二三下之可愈。

舌红而弄舌者，此热在心脾也，安神汤主之。

舌红而痿软不能言者，此心脾虚极，或有痰也，死不治，多加人参或可救。

---

① 《金镜录》：即《敖氏伤寒金镜录》，又称《伤寒金镜录》。元·杜清碧撰。

舌红而战动难言者，此心脾两虚也，汗多亡阳者有之，多加人参可救。《舌鉴》曰：十全大补，或大建中汤选用。

舌红而干瘪者，虽能言，无恶候，亦必死，生脉散加减救之。

《舌鉴》曰：舌红，中见淡黑色而滑者，太阳瘟疫也。如恶寒，有表证，双解散合解毒汤微微①汗之，汗罢急下。如结胸，烦躁直视者，不治。

舌红，中有黑形如小舌，乃热毒结于里也。《金镜录》名中焙舌，用凉膈散、大柴胡汤。纯红，内有干硬黑色如小舌，有刺者，名里黑舌，调胃承气汤。

舌本红而尖黑，乃足少阴瘟热乘于手少阴也，竹叶石膏汤。

舌上出血如溅者，乃心脏邪热壅盛，宜犀角地黄汤加黄连、大黄。

口疮，舌短有疱，声哑咽干，烦躁者，乃瘟疫强汗，或伤寒已汗，而变此证，宜黄连犀角汤、三黄石膏汤选用。汗下太过，津液耗竭，而舌色鲜红柔嫩如新生，望之似润而实干涸者_{此名脱液}，生脉散合人参三白汤等治之，津回者生，不应者死。

紫色舌

《正义》曰：舌见纯紫色或紫斑者，此酒毒也。有表者，升麻葛根汤；有斑者，黄连化斑汤加葛根、青黛。

《舌鉴》曰：伤寒以葱酒发汗，酒毒入心，或酒后伤寒，皆有此舌，宜升麻葛根汤加石膏、滑石。若心烦懊憹不安，栀子豉汤，不然必发斑。

舌浑紫，而又满舌红斑，身有斑者，化斑汤、解毒汤，俱

---

① 微：原作"散"，据《伤寒舌鉴》改。

加葛根、黄连、青黛，有下证者凉膈散。

嗜酒之人，舌色或边尖常带青紫。酒后感寒，或误饮冷酒，头痛恶寒身热，舌紫而中见白苔，宜随证解表可也。

嗜酒之人，伤寒四五日，舌紫，上积干黄苔者，急用大承气。如表未罢，大柴胡汤。《正义》曰：舌紫而中心黄者，酒毒在少阳也，柴葛汤。黄苔厚者，已入阳明也，加大黄下之。

舌边紫而中心赤肿干焦，足阳明受邪，或已下便食酒肉，邪热复聚。若赤肿而津润者，大柴胡微利之。若烦躁厥逆脉伏，先用枳实理中，次用小承气。《正义》曰：中心带赤者，酒毒在阳明也，柴葛加大黄、芒硝。

舌紫短而团圝①者，食滞中宫，而热传厥阴也，急用大承气下之。下后热退脉静，舌柔和者生，否②则死。舌淡青紫而中有黄湿苔，此食伤太阴也，脉必沉细，心下脐傍按之便痛，或矢气，小承气加生附子，或黄龙汤。

感寒之后，不戒酒食，而见咳嗽生痰，烦躁不安，舌色淡紫，尖生蓓蕾，乃酒湿伤胆，味浓伤胃，宜小柴胡汤。

舌全紫如煮熟者，乃热邪传入厥阴，至笃之兆，当归四逆汤。

舌色青紫无苔，且滑润瘦小，为直中肾肝阴证，吴茱萸汤、四逆汤急温之。

舌淡紫带青而润，中绊青黑筋者，乃直中阴经，必身凉，四肢厥冷，脉沉，面黑，四逆、理中救之。《正义》曰：脉沉面黑者不治。

---

① 圝（luán）：圆。
② 否（pǐ）：恶化，变坏。《左传·宣公十二年》云："执事顺成为臧，逆为否。"

舌淡紫而中心带灰，或青黑，不燥不湿者，为邪伤血分。虽有下证，只宜犀角地黄汤加酒大黄微利之。

霉酱色舌

《舌鉴》云：霉酱色苔者，乃饮食填塞于胃，复为寒邪郁遏，内热不得外泄，湿气熏蒸，罨①而变此色也。轻者，苔色亦薄，虽腹痛，不下利，桂枝汤加橘、半、枳、朴；痛甚加大黄，冷食不消加干姜、厚朴。其苔色厚，腹痛甚，其脉沉紧，其人烦躁，五七日，下之不通者，必死。太阴、少阴气绝也。

伤寒不戒荤腻，食滞中宫，致苔如酱饼，浮丁舌中，如脉有胃气，不结代，嘴不尖，齿不燥，不下利者，可用枳实理中汤加姜汁炒川连。

舌苔霉黄色者，二陈加枳实、黄连。若苔干黄，更加酒大黄。舌苔揩去，复长仍如前者，必难救也。

霉酱色苔，乃黄兼黑色，为土邪传水，症必唇干口燥大渴，虽用下夺，鲜有得愈者。

蓝色舌

《舌鉴》曰：蓝色舌者，乃肝木之色发见于外也。伤寒病久，已经汗下，胃气已伤，致心火无气，胃土无依，肺无所生，木无所畏，故乘膈上而见纯蓝色。是金木相并，火土气绝之候，是以必死。如微蓝，或稍见蓝纹，犹可用温胃健脾、调肝益肺之药，小柴胡去黄芩加炮姜、附子理中、大建中等治之。如纯蓝色者，是肝木独盛无畏，虽无他症，必死。

妊娠伤寒观面色舌色法

《舌鉴》曰：妊娠伤寒，邪入经络，轻则母伤，重则子伤。

---

① 罨（yǎn）：覆盖。

枝伤果必坠，理所必然。故凡治此，当先固其胎，胎安则子母俱安。面以候母，舌以候子。色泽则安，色败则毙。面赤舌青者，子死母活。面青舌赤者，母死子活。面舌俱青，沫出者，子母俱死。申氏①曰：亦有面舌俱白而死者，其色不泽，其证多恶也。

《正义》曰：妊娠伤寒，舌色太赤，胎虽不死，须防其堕，急宜清热安胎，外用井底泥敷脐下，勿以舌赤胎未伤而忽之也。

如舌苔太重而黄焦，里证全具而宜下，以四物汤合大柴胡下之，或以小承气合四物加木香、砂仁可也，芒硝在所必忌按：子死腹中者，又宜平胃散加芒硝下之。

如真寒证，面白舌白而宜温，则四物合炮姜、桂枝、木香、砂仁、参、术等，或取姜汁入酒饮之亦可，但附子在所必忌。

《舌鉴》曰：孕妇初伤于寒而见面赤，舌上白滑，即当微汗以彻其表。如面舌俱白，因发热多饮冷水，阳退变阴所致，当用温中之药。若见厥冷烦躁，误与凉剂，则厥逆吐利而死。

妊娠面赤舌黄，五六日表证罢，当微利之，庶免热邪伤胎之患。若面舌俱黄，此失于发汗，湿热入里所致，当用清热利湿药。

妊娠面舌俱黑，水火相刑，不必问其月数，子母俱死。面赤，舌微黑者，还当保胎。如见灰黑，乃邪入子宫，其胎必不能固。若面赤者，根本未伤，当急下以救其母。妊娠伤寒温热，而见面舌俱赤，宜随证汗下，子母无虞。若面舌皎白，母气素虚，当用姜、桂等药。桂不坠胎，庞安常②所言也。若面黑舌

---

① 申氏：指申拱辰，明代医学家。字子极，号斗垣。著有《伤寒舌辨》《外科启玄》等。

② 庞安常：北宋医学家。名安时，字安常，自号蕲水道人。著《伤寒总病论》6卷。

赤，亦非吉兆。若在临月，则子得生，而母当死。

妊娠面黑，舌干卷短，或黄黑刺裂，乃里证至急，不下则热邪伤胎，下之危在倾刻，如无直视、循衣、撮空等症，十中或救一二。

叶天士《温热论》视舌法

温热邪留三焦，不从外解，必致里结，亦如伤寒中少阳病也。彼则和解表里之半，此则分消上下之势，随证变法，必验之于舌。

或黄或浊，可与小陷胸汤，或泻心汤。或白不燥，或黄白相兼，或灰白不渴，慎不可乱投苦泄。其中有外邪未解里先结者，或邪郁未伸，或素属中冷者，虽有脘中痞痛，宜从开泄，宜通气滞，以达归于肺。如近俗之杏、蔻、橘、桔等，是轻苦微辛，具流动之品可也。

再舌黄或浊，须要有地之黄。若光滑者，乃无形湿热中具虚象，大忌前法。其脐以上为大腹，或满，或胀，或痛，此必邪已入里矣，表证必无，或十之存一。亦要验之于舌，或黄甚，或如沉香色，或如灰黄色，或老黄色，或中有断纹，皆当下之，如小承气汤并槟榔、青皮、枳实、元明粉、生首乌等。若未见此等舌，不宜用此等法。恐其中有湿聚太阴为满，或寒湿错杂为痛，或气壅为胀，又当以别法治之。

再黄苔不甚厚而滑者，热未伤津，犹可清热透表。若虽薄而干者，邪虽去而津受伤也。苦重之药当禁，宜甘寒轻剂可也。

再论其热传营，舌色必绛。绛，深红色也。初传，绛色中兼黄白色，此气分之邪未尽，泄卫透营，两和可也。纯绛鲜泽者，包络受病也；宜犀角、鲜生地、连翘、郁金、菖蒲等。延之数日，或平素心虚有痰，外热一陷，里络即闭，非菖蒲、郁金等所能开，须用牛黄丸、至宝丹之类以开其闭，恐其昏厥为痉也。

再色绛而舌中心干者，乃心胃火燔，劫烁津液，即黄连、石膏，亦可加入。若烦渴烦热，舌心干，四边色红，中心或黄或白者，此非血分也，乃上焦气热烁津，急用凉膈散散其无形之热，再看其后传变可也，慎勿用血药，以滋腻难散。至舌绛，望之若干，手扪之原有津液，此津亏湿热熏蒸，将成浊痰蒙闭心包也。

再有热传营血，其人素有瘀伤，宿血在胸膈中，挟热而搏，其舌色必紫而暗，扪之湿，当加入散血之品，如琥珀、丹参、桃仁、丹皮等。不尔①，瘀血与热为伍，阴遏正气，遂变如狂、发狂等证。若紫而肿大者，乃酒毒冲心。若紫而干晦者，肾肝色泛也，难治。舌色绛而上有黏腻，似苔非苔者，中挟秽浊之气，急加芳香逐之。舌绛欲伸出口而抵齿，难骤伸者，痰阻舌根，有内风也。舌绛而光亮，胃阴亡也，急用甘凉濡润之品。若舌绛而干燥者，火邪劫营，凉血清火为要。舌绛而有碎点，白黄者，当生疳也。大红点者，热毒乘心也，用黄连、金汁。其有虽绛而不鲜，干枯而痿者，此肾阴涸，急以阿胶、鸡子黄、地黄、天冬等救之，缓则恐涸极而无救也。其有舌独中心绛干者，此胃热，心营受灼也，当于清胃方中加入清心之品，否则延及于尖，为津干火盛也。舌尖绛独干，此心火上炎，用导赤散泻其腑。

再舌苔白厚而干燥者，此胃燥气伤也，滋润药中加甘草，令甘守津还之意。舌白而薄者，外感风寒也，当疏散之。若白

① 不尔：不如此，不然。

而干薄者，肺津伤也，加麦冬、花露、芦根汁等轻清之品，为上者上之也。若白苔绛底者，湿遏热伏也，当先泄湿透热，防其就干也，勿忧之，再从里透于外，则变润矣。初病舌就干，神不昏者，急养正，微加透邪之药。若神已昏，此内溃矣，不可救药。又不拘何色，舌上生芒刺者，皆是上焦热极也，当用青布拭，冷薄荷水揩之即去者轻，旋即生者险矣。舌苔不燥，自觉闷极者，属脾湿盛也。或有伤痕血迹者，必问曾经搔挖否，不可以有血而便为枯证，仍从湿治可也。再有神情清爽，舌胀大不能出口者，此脾湿胃热，郁极化风，而毒延口也，用大黄磨入当用剂内，则舌胀自消矣。

再舌上白苔黏腻，吐出浊厚涎沫者，口必甜味也，为脾瘅病。乃湿热气聚与谷气相搏，土有余也。盈满则上泛，当用醒头草芳香辛散以逐之，则退。若舌上苔如碱①者，胃中宿滞，挟浊秽郁伏，当急急开泄，否则闭结中焦，不能从募原达出矣。

若舌无苔，而有如烟煤隐隐者，不渴肢寒，知挟阴病。如口渴烦热，平时胃燥舌②也，不可攻之。若燥者甘寒益胃，若润者甘温扶中。此何故？外露而里无也。

若舌黑而滑者，水来克火，为阴证，当温之。若见短缩，此肾气竭也，为难治。欲救之，加人参、五味子，勉希万一。舌黑而干者，津枯火炽，急急泻南补北。若燥而中心厚痞者，土燥水竭，急以咸苦下之。

舌淡红而无色者，或干而色不荣者，当是胃津伤，而气无化液也，当用炙甘草汤，不可用寒凉药。

---

① 如碱：原作"咸"，唐大烈本、华岫云本《温热论》皆作"如碱"，据改。

② 舌：唐大烈本《温热论》无"舌"字，当是。

若舌白如粉而滑，四边色紫绛者，温疫病初入募原，未归胃腑，急急透解，莫待传陷而入为险恶之病。且见此舌者，病必见凶，须要小心。

凡斑疹，初见须用纸捻照看，胸背两胁，点大而在皮肤之上者为斑。或云头隐隐，或琐碎小粒者，为疹，又宜见而不宜多见。按：方书谓斑色红者属胃热，紫者热极，黑者胃烂，然亦必看外症所合，方可断之。然而，春夏之间，湿①病俱发疹为甚，且其色要辨。如淡红色，四肢清，口不甚渴，脉不洪数，非虚斑，即阴斑。或胸微见数点，面赤足冷。或下利清谷，此阴盛格阳于上而见，当温之。若斑色紫，小点者，心包热也。点大而紫，胃中热也。黑斑而光亮者，热胜毒盛，虽属不治，若其人气血充者，或依法治之，尚可救。若黑而晦者，必死。若黑而隐隐，四旁赤色，火郁内伏，大用清凉透发，间有轻红，成可救者。若夹斑带疹，皆是邪之不一，各随其部而泄。然斑属血者恒多，疹属气者不少。斑疹皆是邪气外露之象，发出宜神情清爽，为外解里和之意。如斑疹出而神昏者，正不胜邪内陷为患，或胃津内涸之故。再有一种白㾦小粒，如水晶色者，此湿热伤肺，邪虽出，而气液枯也，必得甘药补之。或未至久延伤及气液，乃湿郁卫分，汗出不彻之故，当理气分之邪。或白枯如骨者多凶，为气液先竭也。

按：斑疹另有专论，似不涉四诊之内，然亦因色以定吉凶，故随笔附见于此，非全璧也。即前辨舌等法，皆当合症参观，不可全泥，庶无错误。

① 湿：疑作"温"。

卷四

望　诊

妊娠辨分男女外验有四

《原始》①云：一，受孕后，身更轻快、更壮健，其性常喜，面色加红，是男胎也。因男性热倍于女，故胎能加母之热性，更喜美好之饮食，若女胎则反是。二，若胎是男，必四十日后即兆运动，女则运动迟，必在三月后矣。三，胎是男，则左之乳体必先高硬。四，若胎是男，则左肢体用行轻便，女则必便于右肢体也。

女人受孕内外皆有征验者七

《原始》云：眼懒看，俗谓慈眼也。眼变为微黄，一也；月经既止，厚气上升，头有昏眩，二也；心常闷躁，三也；易生厌烦，因内厚之气昏，故不喜事物，四也；体重懒行，五也；齿膝交疼，六也；懒厌美好之物，反喜粗粝之品，及咸酸辛辣之味，七也。

此因子宫凝闭，月信不行，故发不和之信，变平昔之嗜好，思不伦之食物。或一月，或二三月即止者，因胎具百肢，头发已生，故至四月，则一切不和之性悉返正矣。胎渐长大，能吸母液以资养，则子宫既无余液之厚气，故不和嗜好之性自无也。

验胎贵贱寿夭法

凡胎，男皆抱母，女皆背母。或上或下为夭胎，或左或右

---

① 《原始》：即《医学原始》。清·王宏翰撰。

为寿胎。贵者胎动必匀，母无病苦；贱者胎必乱动，母常有病。寿者母必泰安，夭者母多疾苦。男胎母气足，神常清；女胎母气不足，神多乱。母声清，生福寿之男；母声浊，生孤苦之子。

虚里跳动

《素问》曰：乳之下，其动应衣，宗气泄也。

《甲乙经》曰：胃之大络，名曰虚里。贯膈络肺，出于左乳下，其动应手，脉之宗气也。盛喘数绝者，病在中。结而横，有积矣。绝不至，曰死。

《灵枢·邪客篇》曰：五谷入于胃也，其糟粕、津液、宗气，分为三隧。故宗气积于胸中，出于喉咙，以贯心脉，而行呼吸焉。

顾英白①曰：乳根二穴，左右皆有动气，《经》何独言左乳下？盖指其动之甚者耳，非左动而右不动也。其动应手，脉宗气也。《素问》本无二义，马玄台②因坊刻之误而为应衣者，言病人肌肉瘦弱，其脉动甚而应衣也，亦通。始读《素问》，心窃疑之，至读《甲乙经》而遂释然。

张景岳曰：虚里跳动，最为虚损病本。故凡患阴虚劳怯，则心下多有跳动及惊悸者，人但知其心跳，而不知为虚里之动也。其动微者病尚浅，动甚者病则甚。凡③患此者，当以纯甘壮水之剂填补真阴，活者多矣。

---

① 顾英白：名伟，字英白，明末清初医家。曾增补明代沈子禄《经络全书》。

② 马玄台：明代医学家。名莳，字仲化，又字玄台。著有《黄帝内经素问注证发微》《黄帝内经灵枢注证发微》。

③ 凡：原作"且"，据《四诊抉微》改。

诊血脉

诊血脉者，多赤多热，多青多痛，多黑久痹，赤黑青色，多见寒热<small>血脉即络脉，肌肤嫩薄者，视之可见</small>。《经》又曰：寒多则凝泣，凝泣则青黑；热多则淖泽，淖泽则黄赤。此皆常色，谓之无病。五色具见<small>杂见也</small>，谓之寒热。臂多青脉，则曰脱血<small>络中血脱，故不红而多青</small>。

诊毛发

发枯生穗，血少火盛。毛发堕落，卫疏有风。若还眉堕，风①证难愈。头毛上逆，久病必凶。《论疾诊尺篇》曰：婴儿病，其头毛皆上逆者，必死<small>血枯不荣如枯草，不柔顺，劲直，小儿疳病如此，中风亦有之</small>。然此以既病为言，若无病而见此，亦非吉兆。

诊眉额

《脉经》曰：黑色出于额上发际，下直鼻脊两颧上者，亦②死在五日中。

《脉鉴》曰：日角<small>在左眉上主肝</small>翠羽色，黑青伤冷及风寒。黄色肝虚须要补，白如秋季少平安。月角<small>在右眉上主胃</small>四季看，胃气不和黄色见。黄兼赤色胃家热，紫色毒气积病缠。胆胃<small>左右眉上</small>黑色春目疾，四季发青木旺刑。

眉中色见青赤黑，远候还须半年期。近看三五七日内，忽然暴死更无疑。若然白色连眉目，知是皮肤肺疾微。黄色入目一年期，黑色从眉绕目悲。

诊项

项中，属膀胱经、督脉之会。

---

① 风：原作"疯"，据《四诊抉微》改。
② 亦，原作"主"，据《四诊抉微》改。

《灵枢》曰：邪气中于项则下太阳。

《素问》曰：邪客于足太阳之络，令入头项背痛。又曰：太阳所谓强上引背者，阳气大上而争也。强上，谓颈项禁强也。又曰：诸痉项强，皆属于湿。痉，强急也，太阳伤湿。

李东垣曰：脊背项强，颈似折，项似拔者，此足太阳经不通行，以羌活汤主之。

《素问》曰：厥头痛，项先痛，不可俯仰，腰脊为应，先取天柱，后取足太阳。又属足厥阴肝经。张鸡峰曰：肝主项背与臂膊。又属足少阴肾经。《五脏绝歌》注曰：肾绝则天柱骨倒。

诊爪甲

《脉经》曰：病人爪甲青者死。又曰：爪甲白者不治。又曰：手足爪甲下肉黑者八日死。

《医灯续焰》云：爪甲下肉黑，有瘀血，亦有下出能生者。又曰：手足爪甲青，或脱落，呼骂不休者，筋绝，八日死。

诊五脏绝证

《脉经》曰：尸臭者，不可治。尸臭病人，臭气触人也。《续焰》云：尸臭者，肝绝。

《续焰》云：唇吻反青，四肢漐漐汗出者，肝绝。唇吻属脾，而青色属肝，木乘土，故曰反。

《难经》曰：足厥阴气绝，则筋缩引卵与舌卷。厥阴者，肝脉也。肝者，筋之合也。筋者，聚于阴器而络于舌本。故脉不荣则筋缩急，筋缩急则引卵与舌，故舌卷囊缩。此筋先死，庚日笃，辛日死。

《脉经》云：汗出不流，舌卷黑者死。按：汗乃心之液，舌乃心之苗，此心绝也。阳反独留，形体如烟熏，直视摇头，心绝，立死。心脉挟咽系目，故直视者，为心绝之候。又曰：病人手掌肿，无纹者死。《脉诀》云：心胞绝也。

乔岳曰：心绝，则舌不能收，及不能语。

《续焰》云：肩息直视，心绝，立死。

《难经》曰：手少阴气绝则脉不通，脉不通则血不流，血不流则色泽去，故面黑如黧。此血先死，壬日笃，癸日死。

环口黧黑，柔汗发黄，脾绝水色凌土，冷汗身黄，脾真散越。病后喘泻，脾脉将绝。《续焰》云：口开不合，脾绝。

《脉经》云：病人脾绝，十二日死。何以知之？口冷，足肿，腹热，胪胀①，泄利不觉，出无时度，耳干，舌背肿，溺血，大便赤泄，肉绝，九日死。

《难经》曰：足太阴气绝，则脉不荣其口唇。口唇者，肌肉之本也，脉不荣则肌肉不滑泽，肌肉不滑泽则肉濡满而唇反，唇反则肉先死。甲日笃，乙日死。

脉浮而洪，身汗如油，喘而不休，肺绝。

声如鼾睡，肺绝。

《难经》曰：手太阴气绝则皮毛焦。太阴者，肺也，行气温于皮毛者也。气弗荣则皮毛焦，皮毛焦则津液去，津液去则皮节伤，皮节伤则皮枯毛折，毛折者则毛先死。丙日笃，丁日死。

发直，遗尿，齿枯，目黄，面黑，腰欲折，自汗，肾绝，四日死。又溲便遗失，狂言，目反直视，为肾绝。

《脉鉴》云：脊痛腰重反覆难，此是骨绝，五日逝。《脉经》曰：病人胃绝，五日死。何以知之？脊痛腰中重，不可反覆。《刊误》曰：骨绝。按：脊与腰皆属肾，当从《刊误》为是。耳目口鼻有血出，病为下

---

① 胪胀：腹胀。

厥上竭亡。按：《伤寒论》云：误发少阴汗，动其阴血，则下厥上竭而死。牙疳齿落并穿腮，肾水衰竭火焚死。

《难经》曰：足少阴气绝则骨枯。少阴者，冬脉也，伏行①而濡②于骨髓，故骨髓不濡则肉不著骨。骨肉不相亲则肉濡而却。肉濡而却故齿长而垢，发无润泽。无润泽者则骨先死。戊日笃，己日死。

六腑绝证

《脉鉴》云：眉倾胆绝七日丧，眉发冲起亦伤残。

《脉经》曰：病人眉系倾者，七日死。又曰：病人眉与发冲起者，死。

病人小肠绝，六日死，何以知之？发直如干麻，不得屈伸，自汗不止也。大肠绝，死不治，何以知之？泄利无度，利绝则死。按《脉经》又曰：发如干麻，善怒者死。又曰：发直者，十五日死。又按《中藏经》曰：筋绝，汗不止，不得屈伸者，六日。眉发俱冲起者死。发如麻，善怒不调者死。发直者，十五日死。观两经相左，何所适从？但肝在志为怒，肝主筋而藏血，发乃血之余。今发干如麻，不能屈伸，是血枯燥失润而使然。肝血亏，则火上炎而善怒，皆肝证也，似与小肠无涉，当从《中藏经》为是。

病卧，遗尿不觉者死。一曰膀胱绝也。

诊阴阳绝证

阳气先绝阴后竭，其人身死必青色；阴气先绝阳后竭，身赤腋温心下热。

《难经》曰：三阴气俱绝，则目眩转、目瞑。目瞑者，为失

---

① 行：原作"阴"，据《难经》改。
② 入：原作"温"，据《难经》改。

志。失志则志先死，死则目瞑也。六阳气俱绝，则阴阳相离。阴阳相离，则腠理泄，绝汗乃出，大如贯珠，转出不流。旦占夕死，夕占旦死。

六腑气绝，足冷脚缩。五脏气绝，便利不禁，手足不仁。经曰：目正圆，手撒戴眼，太阳绝。循衣摸床，谵语，阳明绝。

毛焦，面黑，直视，目瞑不见，阴气绝。目眶陷，目系倾，汗出如珠，阳气绝。阴阳俱绝，掣衣撮空，妄言者死。《脉经》曰：足跗上肿，两膝大如斗者，十日死。又曰：病人脐肿反出者死，阴囊及茎俱肿者死。

《脉鉴》云：凡病人，面之两颊腮，陷下缩入者，病虽轻，不能即愈，若迟延日久必死。此法凡伤寒及大病者验之，无不应也。

凡久病，腹皮甲错著于背，而成深凹者，不治，肠胃干瘪故也。

《内经》死证

《玉机真脏论》曰：大骨枯槁，大肉陷下，胸中气满，喘息不便，其气动形，期六月死。真脏脉见，乃予之期日。

大骨枯槁，大肉陷下，胸中气满，喘息不便，内痛引肩项，期一月死。真脏见，乃予之期日。

大骨枯槁，大肉陷下，胸中气满，喘息不便，内痛引肩项，身热，脱肉破䐃，真脏见，十日之内死䐃，胊①允切，筋肉结聚之处。

大骨枯槁，大肉陷下，骨髓内消，动作益衰，真脏未见，期一岁死。见其真脏，乃予之期日。

---

① 胊（qú）：劳累，劳苦。

大骨枯槁，大肉陷下，胸中气满，腹内痛，心中不便，肩项身热，破䐃脱肉，目眶陷，真脏见，目不见人立死。其见人者，至其所不胜之时则死。

急虚身中卒至，五脏绝闭，脉道不通，气不往来，譬于堕溺，不可为期。其脉绝不来，若人一息五六至，其形肉不脱，真脏虽不见，犹死也。

六经死证

瞳子高者，太阳不足。戴眼者，太阳已绝。此决死生之要。

太阳终者，戴眼，反折，瘛疭，其色白，绝汗乃出，出则死矣。绝汗，谓出汗如珠不流，复旋干也。目正圆，手撒，戴眼，太阳绝。

阳明终者，口目作动，善惊妄言，色黄，其上下经盛，不仁，则终矣。

循衣摸床，谵语阳明绝，妄语错乱及不语失音，热病，犹可生。

少阳终者，耳聋，百节皆纵，目睘①直视如惊貌绝系，绝系一日半死。

太阴终者，腹胀闭，不得息，善噫善呕。呕则逆，逆则面赤，不逆则上下不通，不通则面黑，皮毛焦而终矣。

少阴终者，面黑，齿长而垢，腹胀，上下不通而终矣。

厥阴终者，中热嗌干，善溺心烦，甚则舌卷，卵上缩而终矣。

《中藏经》察声色形症决死法

黑色起于耳目鼻上，渐入于口者死。

---

① 睘（qióng）：目惊视也。《诗经》曰："独行睘睘。"

赤色见于耳目额者，五日死。

黑白色入口鼻目中者，五日死。

色或如马肝，望之如青，近之如黑者死。

张口如鱼出气，不反者死。

循衣摸缝者死。

妄语错乱及不能语者死，热病即不死。

尸臭不可近者死。

两目直视者死。

肩息者一日死。

面青，人中反者，三日死。

面无光，牙齿黑者死。

面青目黑者死。

面赤眼黄，即时死。

面白目黑者，十日死。

面黑目白者，八日死。

面青目黄者，五日死。

眉系倾者，七日死。

齿忽黑者，三十日死。

发直者，十五日死。

遗尿不觉者，五六日死。

唇口乍干黑者死。

爪中青黑色死。

头目久痛，卒视不明者死。

舌卷卵缩者死。

面黑直视者死。

面青目白者死。

面黄目白者死。

面青黑者死。

面青唇黑者死。

发如麻，喜怒不调者死。

发肩如冲起者死。

面色黑，胁满不能反侧者死。

面色苍黑，卒肿者死。

掌肿无纹，脐肿出，囊茎俱肿者，死。

手足爪甲肉黑色者死。

汗出不流者死。

唇反人中满者死。

阴阳俱绝，目眶陷者死。

五脏内外绝，神气不守，其声嘶者死。

阳绝阴结，精神恍惚，撮空裂衣者死。

阴阳俱闭，失音者死。

荣卫耗散，面目浮肿者死。

心绝于肾，肩息回盼，目直者，一日死。

肺绝则气去不反，口如鱼者，三日死。

骨绝，腰脊痛，腰中重，不可反侧，足膝后平者，五日死。

肾绝，大便赤涩下血，耳干，脚浮，舌肿者，六日死。

又曰足肿者，九日死。

脾绝，口冷，足肿胀，泄不觉者，十二日死。

筋绝，魂惊虚恐，手足爪甲青，呼骂不休者，八九日死。

肝绝，汗出如水，恐惧不安，伏卧目直，面青者，八日死，又曰即时死。

胃绝，齿落，面黄者，七日死，又曰十日死。

闻 诊

听音论

万物有窍，中虚则鸣。肺叶中空，而有二十四孔。肺梗硬直，而有十二重楼。故《内经》以肺属金，而主声音。十二重楼之上，为会厌喉间薄膜。会厌为声音之户，舌为声音之机，唇为声音之扇，三者相须，则能出五音而宣达远近。音者，杂比也；声者，单出也。鼻能声而不能音者，以无唇之开阖。舌之启问，其气则走颃颡①之窍，达畜门②，出鼻孔而为声。声音之道，合之则一，分之则二。故得天地之和，五脏安畅，则气藏于心肺，声音能彰。五脏者，中之守也，各有正声，中盛则气腾，中衰则气弱。脾应宫，其声漫以缓。肺应商，其声促以清。肝应角，其声呼以长。心应徵，其声雄以明。肾应羽，其声沉以细。此五脏之正音，得五脏之守者也。《脉鉴》云：金声响，土声浊，木声长，水声清，火声燥。

声审阴阳清浊新久

审察阴阳。《中藏经》云：阳候多语，阴证无声。多语易济，无声难荣。声浊气急，痰壅胸膈。声清而缓，内元有寒。新病小病，其声不变。久病苛病，其声乃变。迨及声变，病机呈显。瘖哑声嘶，莫逃大限。音声之道，岂独审病，死生亦关。《内经》有曰：弦绝声嘶，病深声哕，明讲深察，不可违悖。外感风寒，大荤不戒，厚味恣啖，声哑而咳，喉痛而干，病属初

---

① 颃颡（háng sǎng）：咽上上腭与鼻相通的部位，亦即软口盖的后部，此处有足厥阴肝经通过。
② 畜门：鼻孔。

起，不同于前，速疗易治，不可不辨。

失守变动五脏之应 变动，谓迁改其常志也

肝在志为怒，在声为呼，在变动为握。心在志为喜，在声为笑，在变动为忧。脾在志为意，在声为歌，在变动为哕。肺在志为忧，在声为哭，在变动为咳。肾在志为恐，在声为呻，在变动为栗。

六腑之应

声长者，大肠病；声短者，小肠病；声速者，胃病；声清者，胆病；声微者，膀胱病；声呼漫者，肝胆二脏相克病也；声速微者，胃与膀胱相克病也。此五脏六腑之病音，失五脏之守者也。

声审寒热虚实

喘粗气热为有余。喘急气寒为不足。息高者，心肺之气有余。吸弱者，肾肝之气不足。怒骂粗厉者，邪热内实也。怒骂微苦者，肝逆气虚也。鼻塞声重喷嚏，风寒未解也。言语轻迟气短，中气虚也。呻吟者，必有痛也。噫气者，脾乃困也。嗳气者，胃中不宽也 胃虚亦发嗳，然实嗳声长而紧，得嗳则快；虚嗳声短而促，得嗳虽松，不觉其快。嗳逆冷气者，胃之寒也。呕吐酸苦者，肝之火也。自言死者，元必虚也。喜言食者，胃有火也。言家私者，心必虑而少睡也。言负德者，肝必郁而多怒也。干咳无痰者，胃中伏火也。嗽痰作而清白，寒也；稠黄，火也。谵语收财帛者，元已竭也。狂言多与人者，邪方实也。

脏诊

大笑不止 《经》云：神有余则笑不休。扁鹊云：其人唇口赤色者可治，青黑者死，独言独语，言谈无绪，心神他寄，思虑伤神，乃

为心病。喘气太息，喉中有声，谓之肺鸣。咳逆上气，如水鸡声，火来乘金，不得其平。形羸声哑，咽中有疮，肺被火囚。声音暴哑，风痰伏火，曾系喊伤，不可断病。声嘶色败，久病不治。气促喉声，痰火哮喘。中年声浊，痰火之殃，乃为肺病。怒而骂詈①，乃为肝病。气不足息，乃为脾病。欲言不言，语轻多畏，乃为肾病。

诊内外

前轻后重，壮厉有力，乃为外感。先重后轻，沉困无力，倦不欲言，声怯而低，内伤不足。

诊诸痛

攒眉呻吟，必苦头痛。喊叫呻吟，以手扪心，为中脘痛。呻吟身重，转即作楚，乃为腰痛。呻吟摇头，攒眉扪腮，乃为齿痛。呻吟不起，为腰脚痛。诊时吁气，为属郁结。摇头而言，乃为里痛。

诊坏证

伤寒坏证，哑为狐惑，上唇有疮，虫食其脏，下唇有疮，虫食其肛。

诊诸风

风滞于气，机关不利，出言蹇涩，乃为风病。鼻鸣声粗，风中于卫。

诊神志

衣被不敛，骂詈亲疏，神明之乱，风狂热病。

---

① 詈（lì）：《说文解字》谓"詈，骂也"。

诊形体上下诸证

欲言复寂，忽又惊呼，病深入骨。啾然细长，头中之病。语声寂然，喜惊呼者，骨节间病。语声喑喑，然不彻者，心膈间病。

诊息

气短不续，言止复言，乃为夺气。气来短促，不足以息，呼吸难应，乃为虚甚。素无寒热，短①气难续，知其为实。吸而微数，病在中焦，下之则愈，实则可生，虚则不治。上焦吸促，下焦吸远，上下暌违，何以施疗。

问　　诊

《灵枢·师传篇》曰：入国问俗，入家问讳，上堂问礼，临病人问所便，使其受病本末，洞然胸中，而后或攻或补，何愁不中乎！

人品起居

凡诊病者，先问何人，或男或女，或老或幼男女有阴阳之殊，脉色有逆顺之别，老少有强弱之异，故必辨而察其所合也②，或为仆妾在人下者，一动一静，不能自由，寡妇僧尼遭逢不偶，情多郁滞。次问病起何日，病新可攻，病久可补。次问饮食胃气，肝病好酸，心病好苦，脾病好甘，肾病好咸，肺病好辛，内热喜冷，内寒喜温，安谷者昌，绝谷者亡。梦寐有无，阴盛之梦，大水恐惧；阳盛

---

①　短：原作“头”，据《四诊抉微》改。

②　“或男或女……故必辨而察其所合也”：据《四诊抉微》，此处有脱文，当为“或男或女男女有阴阳之殊，脉色有逆顺之别，老少有强弱之异，故必辨而察其所合也，或老或幼年长则求之于腑，年少则求之于经，年壮则求之于脏”。

之梦，大火燔灼；阴阳俱盛，相杀毁伤。上盛梦飞，下盛梦堕，甚饱梦予，甚饥梦取。肝盛梦怒，肺盛梦哭。短虫若多，则梦聚众。长虫若多，则梦自击毁伤。

嗜欲苦乐

问其苦乐，以知其病。好食某味，病在某脏。当分逆顺，以辨吉凶。心喜热者，知其为寒。心喜冷者，知其为热。好静恶动，知其为虚。烦躁不宁，知其为实。伤食恶食，伤风恶风，伤寒恶寒。或常纵酒，酒客中虚，内多湿热。或久茹素，淡泊不堪，后多肿胀。

始终境遇，须辨三常。封君败伤，及欲侯王，常贵后贱，虽不中邪，病从内生，名曰脱营。常富后贫，名曰失精。五气留连，病有所并，故伤败结，留薄归阳，脓积寒炅①。暴乐暴苦，始乐后苦，皆伤精气。精气竭绝，形体毁沮。暴怒伤阴，暴喜伤阳。厥气上行，满脉去形。形乐志苦，病生于脉，治以炙刺。形乐志乐，病生于肉，治以针石。形苦志乐，病生于筋，治以熨引。形苦志苦，病生咽嗌，调以甘药。形数惊恐，经络不通，病生不仁，按摩醪药。起居何似_{起居，凡一切房室之燥湿，坐卧之动静，日间之劳逸，皆当一一审之也}，问曾损伤_{或饮食不当，或劳役不时，或为庸医攻补失宜之属}，便利如何_{热则小便黄赤，大便硬塞，寒则小便澄白，下利清谷之类}，曾服何药_{如服寒不验，服热不灵，察症与脉，当思变计也}，有无胀闷_{胸腹胀闷，或气，或血，或食，或虚，或实，皆当以脉察之}，性情常变，一一详明。

张景岳十问篇

一问寒热二问汗，三问头身四问便，五问饮食六问胸，七

---

① 炅（jiǒng）：热。

聋八渴俱当辨，九因脉色察阴阳，十从气味章神见。定见虽然事不难，也须明哲毋招怨。上十问者，乃诊治之要领，临证之首务也。明此十问，则六变具存，而万病情形，俱在吾目中矣。医之为难，难在不识病本而施误治耳。误则杀人，天道可畏。不误则济人，阴德无穷。学者欲明是道，必须先察此要，以定意见，以为阶梯。然后再采群书，广其知识，又何误焉。有能熟之胸中，运之掌上，非止为人，而为己不浅也，慎之宝之。

一问寒热

问寒热者，问内外之寒热，欲以辨其在表在里也。人伤于寒，则病为热。故凡病身热脉紧，头疼体痛，拘急无汗，而且得于暂者，必外感也。盖寒邪在经，所以头痛身疼；邪闭皮毛，所以拘急发热。若素日无疾，而见脉症若是者，多因外感。盖寒邪非素所有，而突然若此，此表证也。若无表证，而身热不解，多属内伤。然必有内证相应，合而察之，自得其真。

一凡身热经旬，或至月余不解，亦有仍属表证者。盖因初感寒邪，身热头痛，医不能辨，误认为火，辄用寒凉，以致邪不能散。或虽经解散，而药未及病，以致留蓄在经，其病必外证多，而里证少，此非里也，仍当解散。

一凡内证发热者，多属阴虚，或因积热，然必有内证相应，而其来也渐。盖阴虚者必伤精，伤精者必连脏。故其在上而连肺者，必为喘急咳嗽；在中而连脾者，或妨饮食，或生懊恼，或为躁烦焦渴；在下而连肾者，或精血遗淋，或二便失节。然必发热往来，时作时止，或气怯声微，是皆阴虚证也。

一凡怒气七情，伤肝伤脏而为热者，总属真阴不足，所以邪火易炽，亦阴虚也。

一凡劳倦伤脾而发热者，以脾阴不足，故易于伤。伤则热生于肌肉之分，亦阴虚也。

一凡内伤积热者，在痃癖必有形证，在血气必有明征，或九窍热于上下，或脏腑热于三焦。若果因实热，凡火伤在形体，而无涉于真元者，则其形气、声色、脉候自然壮厉。无弗有可据而察者，此当以实火治之。

一凡寒证尤属显然，或外寒者阳亏于表，或内寒者火衰于中，诸如前证。但热者多实，而虚热者最不可误。寒者多虚，而实寒者间亦有之。此寒热之在表在里，不可不辨也。

二问汗

问汗者，亦以察表里也。凡表邪盛者必无汗，而有汗者邪随汗去，已无表邪，此理之自然也。故有邪尽而汗者，身凉热退，此邪去也。有邪在经，而汗在皮毛者，此非真汗也。有得汗后邪虽稍减，而未得尽全者，犹有余邪，又不可因汗而必谓其无表邪也，须因脉症而详察之。

一凡温暑等证，有因邪而作汗者，有虽汗而邪未去者，皆表证也。总之，表邪未除者，在外则连经，故头身或有疼痛；在内则连脏，故胸膈或生躁烦。在表在里，有症可凭，或紧或数，有脉可辨，须察其真假虚实、孰微孰甚而治之。

一凡全非表证，则或有阳虚而汗者，须实其气；阴虚而汗者，须益其精；火盛而汗者，凉之自愈；过饮而汗者，清之可宁。此汗证之有阴阳表里，不可不察也。

三问头身

问其头可察上下，问其身可察表里。头痛者邪居阳分，身痛者邪在诸经。前后左右，阴阳可辨。有热无热，内外可分。但属表邪，可散之而愈也。

一凡火盛于内而为头痛者，必有内应之症，或在喉口，或在耳目。别无身热恶寒在表等候者，此热盛于上，病在里也，察在何经，宜清宜降，高者抑之，此之谓也。若用轻扬散剂，则火必止升而痛愈甚矣。

—凡阴虚头痛者，举发无时，是因酒色过度，或遇劳苦，或逢情欲，其发则甚，此为里证，或精或气，非补不可也。

—凡头痛属里者，多因于火，此其常也。然亦有阴寒在上，阳虚不能上达而痛甚者，其症则恶寒呕恶，六脉沉微，或兼弦细，诸治不效，余以桂、附、参、熟之类而愈之，是头痛之有阳虚也。

—凡云头风者，此世俗之混名，然必有所因，须求其本，辨而治之。

—凡眩运者，或头重者，可因之以辨虚实。凡病中眩运，多因清阳不升，上虚而然。如丹溪云：无痰不作运，殊非真确之论，但当兼形气，分久暂以察之。观《内经》曰：上虚则眩，上盛则热痛，其义可知。至于头重，尤属上虚。《经》曰：上气不足，脑为之不满，头为之苦倾，此之谓也。按：头重亦有属湿者。

—凡身痛之甚者，亦当察其表里，以分寒热。其若感寒作痛者，或上或下，原无定所，随散而愈，此表邪也。若有定处，而别无表证，乃痛痹之属，邪气虽亦在经，此当以里证视之，但有寒热之异耳。若因火盛者，或肌肤灼热，或红肿不消，或内生烦渴，必有热证相应，治宜以清以寒，若并无热候而疼痛不止，多属阴寒以致血气凝滞而然。《经》曰：痛者寒气多也，有寒故痛也，必温其经，使血气流通，其邪自去矣。

—凡劳损病剧，而忽加身痛之甚者，此阴虚之极，不能滋养筋骨而然，营气惫矣，无能为也。

四问便

二便为一身之门户，无论内伤外感，皆当察之，以辨其寒热虚实。盖前阴通膀胱之道，而其利与不利，热与不热，可察气化之强弱。凡患伤寒而小水①利者，以太阳之气未剧，即吉兆也。后阴开大肠之门，而其通与不通，结与不结，可察阳明之虚实。凡大便热结而腹中坚满者，方属有余，通之可也。若新近得解而不甚干结，或旬日不解而全无胀意者，便非阳明实邪。观仲景曰"大便先硬后溏者不可攻"，可见后溏者，虽有先硬，已非实热，矧②夫纯溏而连日得后者，又可知也。若非真有坚燥痞满等症，则原非实邪，其不可攻也明矣。

一凡小便，人但见其黄，便谓是火，而不知人逢劳倦，小水即黄；焦思多虑，小水亦黄；泻痢不期，小水亦黄；酒色伤阴，小水亦黄。使非有或淋或痛，热证相兼，不可因黄便谓之火。余见逼枯汁而毙人者多矣。《经》曰：中气不足，溲便为之变，义可知也。若小水清利者，知里邪之未甚，而病亦不在气分，以津液由于气化，气病则小水不利也。小水渐利，则气化可知，最为吉兆。

一大便通水谷之海，肠胃之门户也。小便通血气之海，冲任水道之门户也。二便皆主于肾，本为元气之关，必真见实邪，方可议通议下，否则最宜详慎，不可误攻。使非真实而妄逐之，导去元气，则邪之在表者反乘虚而深陷，病因内困者必由泄而愈亏。所以凡病不足，慎勿强通。最喜者小便得气而自化，大便弥固者弥良。营卫既调，自将通达，即大肠秘结旬余，何虑

---

① 小水：小便。

② 矧（shěn）：况且。

之有？若滑泄不守，乃非虚弱者所宜，当首先为之防也。

五问饮食

问饮食者，一可察胃口之清浊，二可察脏腑之阴阳。病由外感而食不断者，知其邪未及脏，而恶食者可知。病因内伤而食饮变常者，辨其味有喜恶，而爱冷爱热者可知。素欲温热者，知阴脏之宜暖；素好寒冷者，知阳脏之可清。或口腹之失节以致误伤，而一时之权变可因以辨。故饮食之性情所当详察，而药饵之宜否可因以推也。凡诸病得食稍安者，必是虚证。得食更甚者，或虚或实皆有之，当辨而治也。

六问胸

胸即膻中，上连心肺，下通脏腑。胸腹之病极多，难以尽悉，而临证必当问者，为欲辨其有邪无邪，及宜补宜泻也。夫凡胸腹胀满则不可用补，而不胀不满则不可用攻，此大法也。然痞与满不同，当分轻重。重者，胀塞中满，此实邪也，不得不攻。轻者，但不欲食，不知饥饱，似胀非胀，中空无物，乃痞气耳，非真满也。此或以邪陷胸中者有之，或脾虚不运者有之。病者不知其辨，但见胃气不开，饮食不进，问之亦曰饱闷，而实非有胀满，此在疑虚疑实之间，若不察真确，未免补泻倒施，必多致误，则为害不小。

一凡今人病虚证者极多，非补不可，但用补之法，不宜造次。欲察其可补不可补之机，则全在先察胸腹之宽否何如，然后以渐而进。如未及病，再为放胆用之，庶无所碍，此用补之大法也。

一凡势在危急，难容稍缓，亦必先问其胸宽者，乃可骤进。若元气真虚而胸腹又胀，是必虚不受补之证。若强进补剂，非惟无益，适足以招谤耳。此胸腹之不可不察也。

七问聋

耳虽少阳之经，而实为肾脏之官，又为宗脉之所聚，问之非惟可辨虚实，亦且可知死生。凡人之久聋者，此一经之闭无足为怪。惟是因病而聋者，不可不辨。其在《热论篇》则曰：伤寒三日，少阳受之，故为耳聋。此以寒邪在经，气闭而然。然以余所验，则未有不因气虚而然者。《素问》曰：精脱者耳聋。仲景曰：耳聋无闻者，阳气虚也。由此观之，则凡病是证，其属气虚者什九，气闭者什一耳。

一聋有轻重，轻者病轻，重者病重。若随治渐轻，可察其病之渐退也，进则病亦进矣。若病至聋极，甚至绝然无闻者，此诚精脱之证，皆至不治。

八问渴

问渴与不渴，可以察里证之寒热，而虚实之辨亦从以见。凡内热之甚则大渴，喜冷冰水不绝，而腹坚便结，脉实气壮者，此阳证也。

一凡口虽渴而喜热不喜冷者，此非火证，中寒可知。既非火证，何以作渴，则水亏故耳。

一凡病人问其渴否，则曰口渴；问其欲饮汤否，则曰不欲。盖其内无邪火，所以不欲汤水；真阴内亏，所以口无津液。此口干也，非口渴也，不可以干作渴治。

一凡阳邪虽盛，而真阴又虚者，不可因其火盛喜冷便云实热，盖其内水不足，欲得外水以济。水涸精亏，真阴枯也，必兼脉症细察之，此而略差，死生立判。余尝治垂危最重伤寒，有如此者，每以峻补之剂，浸冷而服，或以冰水①、参、熟等

---

① 冰水：凉水。

剂相间迭进，活人多矣。常人见之，咸以为奇，不知理当如是，何奇之有？然必其干渴燥结之甚者，乃可以参、附、凉水并进。若无实结，不可与水。

九因脉色辨阴阳

脉色者，血气之影也。形正则影正，形斜则影斜。病生于内，则脉色必见于外。故凡察病者，须先明脉色，但脉色之道，非数言可尽。欲得其要，则在乎阴阳虚实四者而已，四者无差，尽其善矣。第脉法之辨，以洪滑为实为阳，微弱为阴为虚，无待言也。然仲景曰：若脉浮大者，气实血虚也。陶节庵曰：不论脉之浮沉大小，但指下无力，重按全无，便是阴证。《内经》以脉大四倍以上为关格，皆属真虚。此滑大之未必为阳也。形色之辨，以红黄者为实热，青黑者为阴寒。而仲景云：面赤戴阳者为阴不足。此红赤之未必实热也。总之，求脉之道，当以有力无力辨阴阳，有神无神察虚实。和缓者，乃元气之来；强峻者，乃邪气之至。病值危险之际，但以此察元气之盛衰，邪正之进退，则死生关系，全在乎此。此理极微，谈非容易，姑道其要以见。凡欲诊病者，既得病因，又必须察脉色，辨声音，参合求之，则虚实阴阳，方有真据。否则得此失彼，以非为是，医家之病，莫此为甚，不可忽也。

十从气味章神见

凡制方用药，乃医家开手作用第一要著，而胸中神见，必须发泄于此。使不知气味之用，必其药性未精，不能取效，何神之有？此中最有玄妙，勿谓浅显易知，而弗加之意也。余少年时，每将用药，必逐件细尝，既得其理，所益无限。

一气味有阴阳。阴者降，阳者升。阴者静，阳者动。阴者柔，阳者刚。阴者怯，阳者勇。阴主精，阳主气。其于善恶喜恶，皆有妙用，不可不察。

一气味之升降。升者浮而散，降者沉而利，宜升者勿降，宜降者勿升。

一气味之动静。静者守，而动者走，走者可行，守者可安。

一气味之刚柔。柔者纯而缓，刚者躁而急。纯者可和，躁者可劫。非刚不足以去暴，非柔不足以济刚。

一气味之勇怯。勇者直达病所，可赖出奇；怯者用以周全，藉其平妥。

一气味之主气者，有能为精之母；主精者，有能为气之根。或阴中之阳者，能动血中之气；或阳中之阴者，能顾气中之精。

一气味有善恶。善者赋性驯良，尽堪择用；恶者气味残狠，不得已近之。

一气味有喜恶。有素性之喜恶，有一时之喜恶。喜者相宜，取效尤易；恶者见忌，不必强投。

见定虽然事不难也，须明哲毋招怨。明哲二字，为见机自保也。夫医患不明，明则治病何难哉？而所患者，在人情耳。人事之变，莫可名状。如我有独见，岂彼所知？使彼果知，当自为矣，何藉于我。

而每有病临危剧，尚执浅见，从旁指示曰：某可用，某不可用。重之云太过，轻之言不及。倘一不合意，将必有后言，是当见几之一也。

有杂用不专者，朝王暮李，主见不定；即药已相投，而渠不知觉，忽惑人言，舍此慕彼。凡后至者，欲显己长，必谈前短，及其致败，反以嫁谗，是当见几之二也。

有病入膏肓，势必难疗，而怜其苦求，勉为举手，当此之际，使非破格出奇，何以济急？倘出奇无功，徒骇人目，事后亦招浮议，是当见几之三也。

其或有是非之场，争竞之所，幸灾乐祸，利害所居者，近之恐涉其患，是当见几之四也。

有轻医重巫，可无可有，徒用医名，以尽人事。及尚有村鄙之夫，不以彼病为恳，反云为我作兴。吁！诚可哂也。此其相轻孰甚，是当见几之五也。

有议论繁杂者，有亲识要功者，有内情不协者，有任性反复者，皆医中所最忌，是当见几之六也。

凡此六者，俱当默识，而惟于缙绅之间，尤当加意。盖恐其不以为功而反以为罪，何从辨哉！此虽曰我尽我心，非不好生，然势有不我由者，不得不见几进止，此明哲之自治，所必不可少也。

卷五

切　诊

脉诊总论

罗东逸①曰：《经》云，微妙在脉，不可不察。古今察脉之精，莫过《内经》。《内经》之诊法甚详，脉法甚约。自叔和《脉经》兴，而脉象散为二十四，撰出七表八里九道之名，以为诊病莫尽于此。不知名象愈繁，诊道莫准，将求精而愈失之。盖由不知脉为胃气之本源，其阴阳精要即相为对待，相去悬绝之间，有甚精之察，而不必多名象之求也。夫诊脉求病，求其病之表里、寒热、虚实、顺逆而已。《内经》说脉，止于浮、沉、缓、急、大、小、滑、涩八脉。特于对待、微甚、悬绝，著其相去之二等，而脉之情尽变极，察之极精。及仲景，又兼以阴阳著脉为十，以浮、数、动、滑、大为阳；沉、涩、弱、弦、微②为阴。而察阴阳之法，又莫过于此，于是诊脉之精，至此大备。何以言之？人之先天本于阴阳，而阴阳复生于胃气，惟谷神兴而营气足，故脉行焉。中涵先天四时五脏之正，而养于胃气，以微见其间，是以脉常有神，而可诊以阴阳逆从之法。故阴阳逆顺之法，必首诊其胃气、五脏、四时。诊胃气者诊其力，诊五脏者诊其神，诊四时者诊其顺。何谓力？胃之在三阳，搏而勿浮；在三阴，搏而勿沉。其为洪圆

---

① 罗东逸：清代医学家。名美，字澹生，号东逸，别号东美。著有《古今名医方论》《古今名医汇粹》《内经博议》等。

② 微：原作"徽"，据罗东逸《古今名医汇粹》改。

有力，阴阳两和，是平胃脉也。四时而闰以太息，为五至，于何有病？此为有力。若胃气衰耗，已先见不搏而浮沉矣。何谓神？五脏五神而主五行，则恒见微弦、微钩、微软、微毛、微石之平衡，所谓脏真也。过则相凌，弱则受克而脏神失，再过则真脏现矣，此谓有神。何谓顺？五脏以胃气各自主时而奉天令，故春肝、夏心、秋肺、冬肾，如天之被物，生、长、化、收、藏。以一旺主时，而群脏从焉，毋得以错连事见者，所谓顺也。反顺则为逆矣，逆时则逆脏，并逆胃矣，此谓以顺。是三者病本之诊也。于是审其阴阳，以别柔刚，而知其逆顺之所在。是以别于阳者，知病起时；别于阴者，知死生之期。此诊之大源，不可不知也。嗣是乃有相去之三诊，则于其病情而知之。一法为对待，如浮沉对待，缓急、大小、滑涩各对待，皆两不相侔，判然可识者也。一法为微甚，从对待而推之，或甚浮微浮、甚沉微沉之过不及，以从容而知之也。一法为悬绝，如太过之三倍、四倍、不及之迥绝、绝无之殊。此为关格、真脏之见脉，可察而辨也。辨其对待，以察生克；辨其微甚，以察间甚；辨其悬绝，以察生死。而又察仲景之阴阳十脉。合而察之，前三法为经，后四法为纬。不待多脉之名象，而死生顺逆之机，了若指掌矣。

原脉体用

《素问·脉要精微论》云：夫脉者，血之府也。

《灵枢·决气篇》云：壅遏营气，令无所避，是谓脉。

《营气篇》云：营气之道，内谷为实。谷入于胃，乃传之肺，流溢于中，布散于外。精专者，行于经隧，常营无已，终而复始 "内" 古通 "纳"。

《举要》① 云：脉乃血脉，气血之先，血之隧道，气息应焉。

潘硕甫曰：人身之血，犹夫水也；血中之脉，犹夫流②也。流通则水源活，脉通则气血行。隧道，即经脉也，言其在血中精密隐隧，自成一道也。仲景云：呼吸者，脉之头也。《灵枢》云：其行也，以息往来，然非呼吸不能行，故曰气息应焉。而脉则指营气流行不息之道路耳。

邹丹源曰：经络者，脉之道路；动见者，脉之征验，皆不可以尽脉。脉也者，乃营气之精专者，行于经隧，而摄乎内外者也。血与气异体，得脉而同化；卫与营各行，得脉而相应。故脉之中，阴阳统焉。然则脉与血气，分之为三者，正可合之为一也。

刘河间曰：脉有三名：一曰命之本，二曰气之神，三曰形之道，所谓天和者也。

丹溪曰：神者，脉之主；脉者，血之府；气者，神之御；脉者，气之使。嗟乎！脉者，其先天之神乎？

林慎庵曰：人身之脉，由后天血气而为体，先天神气而为用，血气神相合而成形者也。人身经络，直者为经，横者为络，经有十二，络有十五，此即隧道也。《内经》谓之经隧，后人又名之曰经络。此乃肌肉空松处包藏营气，而为昼夜运行不息之道路，所以载脉者也。脉必以血为体，得气方能运行，脉道乃成，是气血不可须臾离者。华元化③云：气血盛则脉盛，气血

---

① 《举要》：即《四言举要》，脉学专著。宋代崔嘉彦原著，明代李言闻删补。
② 流：原作"派"，据《医灯续焰》改。
③ 华元化：东汉医学家。名佗，字元化。

衰则脉衰，气血热则脉数，气血寒则脉迟，气血弱则脉微，气血平则脉缓。《经》云：脉实血实。合参而论，则脉以气血为体，即明且当矣。然有形无质之虚体，易于散乱，易于阻滞，故必随其血气虚实寒热，邪之盛衰而见。或大或小，或长或短，或浮或沉，或疾或缓之形，而无一定之体也。在气血，又必由神之盛衰而为虚实，故曰以神为用。先哲云：脉贵有神，不可不审。所谓神者，即胃气也。《经》云：有胃气则生，无胃气则死。四时皆以胃气为本，顾胃气岂不为脉所重乎！然其源则又在肾，而不在胃。此意惟崔紫虚[1]独得之。《举要》云：资始于肾，资生于胃。此二句言脉由气血而赋形，而水谷日进，脾胃酝酿，化其精微而为血，注之于脉，潜滋暗长，脉道得以充实，岂非资生于胃乎？所以熟腐水谷，游溢清气，非脾胃之能也，全赖命门一点真阳熏蒸鼓动，然后脾胃得以成其酝酿之功，岂非资始于肾乎？故肾为十二经脉之根，而为气血之先也。凡诊家所言有力无力，有根无根，有神无神者，无非皆指先天真气而言，非有他也。故丹溪有见于此，乃曰：脉者，其先天之神乎！一言足以尽之矣。《经》云：根于中者，命曰神机，脉之神其用者，皆元神主宰其机也。

罗东逸曰：脉为人之神，气血之本，而见于营之行，其根原有二：一出于中焦之谷神，化精液以输肺，肺主治节，以施隧道，故营血之能通流，实胃气为之充彻，此脉之本于胃气也；一起于太冲而出少阴肾，下汇血海于厥阴，上发真阳于太阳，此太冲之精气，能灌溉十二经，皆得与阳明胃之盛气同驻中焦，

---

① 崔紫虚：南宋医学家。名嘉彦，字希范，号紫虚。著有《紫虚脉诀》《注广成先生玉函经》《紫虚真人四原论》等。

共为宗气，与营俱行于十二经，而备五十营，故脉至五十营，则先后天之气合而五脏之真备矣。以是上朝于肺，肺统行之，会于太渊。故曰：气口成寸，以决死生。以气口能显胃气，形脏真，占四时，度六部。而有诸中者，必形于外，无差忒，此脉之所以为人之神也。诊之精微，其占亦有二：一呼脉行三寸，一吸脉行三寸，呼吸脉行六寸，常流无间，昼夜六时而为五十营，此以流行者占之也。五十动不一代，乃为生人之太和；不及是者脏无气，命曰狂生。狂生者，反太和也。候法，左以候左，右以候右，上以候上，下以候下，前以候前，后以候后。六部一定，候之不移，而以五脏为占，此以部位占之也。原其然者，肺统元气，为心血脉之相，非独能朝百脉，亦能显百脉。脉虽籍以充著，其所以能充著者，皆肺神脏真停泓。此其中之停泓，行者居者，固有其留而为地，与人以可占者，非特一为流行而尽之也。要其元神，能常照百脉为五脏镜，以显其纯疵。故太渊一脉，五脏全体俱显，是以上下左右可占，六部可诊矣。然人之阴阳，必奉天而应四时，故春弦、夏钩、秋毛、冬石，虽六脉各为脏主，而又有不得不听令于时也。此絪天人葆合，故人气有不离如此矣。乃人又有平生之诊，阴阳之禀，气态各不同形，其脉亦异。如六阴六阳，以至老少肥瘦，相因脉异。善脉者，先察其本原，次候其胃气脏真，于四时之正，及生平老少之分，而后及其病脉。兹四诊兼之望、闻、问，谓之七诊，而脉之道得矣。

脉度

《灵枢·五十营篇》曰：天周二十八宿，人经二十八脉，周身十六丈二尺，以应二十八宿。漏水下百刻，以分昼夜。故人一呼脉再动，气行三寸；一吸脉亦再动，气行三寸。呼吸定息，气行六寸；十息，气行六尺；二百七十息，气行十六丈二尺；一周于身，五百四十息；气行再周于身，二千七百息；气行十周于身，一万三千五百息；气行五十周于身，水下百刻。日行二十八宿，漏水皆尽，脉终矣。故五十营备，得尽天地之寿，凡行八百一十丈也。

《难经·一难》曰：人一呼，脉行三寸；一吸，脉行三寸；呼吸定息，脉行六寸；人一日一夜，凡一万三千五百息，脉行五十度周于身。漏水下百刻，荣卫行阳二十五度，行阴亦二十五度，为一周也，故五十度复会于手太阴。寸口者，五脏六腑之所终始，故取法于寸口也脉行始于肺，终于肝。自寅时平旦起于手太阴肺经，水初下漏，至丑时终于足厥阴肝经，漏下百刻尽矣。二刻一周，共五十度，周于身也。

脉取寸口

《素问·经脉别论》曰：食气入胃，经气归于肺，肺朝百脉，气归于权衡，权衡以平，气口成寸，以决死生。

《一难》曰：十二经皆有动脉，独取寸口以决五脏六腑死生吉凶之法，何谓也？然，寸口者，脉之大会，手太阴之动脉也。

释寸口气口脉口说

《素问·五脏别论》曰：气口何以独为五脏主？胃者，水谷之海，六腑之大源也。五味入口，藏于胃，以养五脏气。气口亦太阴也，是以五脏六腑之气味，皆出于胃，变见于气口。

吴草庐①曰：寸关尺，辄名心脉、肺脉、肝脉、脾脉、肾脉者，皆非也。此手太阴肺经之动脉，分其部，以候他脏之气

---

① 吴草庐：元代理学家、经学家、教育家。名澄，字幼清，时人称"草庐先生"。著有《吴文正公全集》。

耳。李时珍云：非五脏六腑所居之处也，脉行始于肺，终于肝，而复会于肺。肺为气所出入之门户，故名曰气口，而为脉之大会，以占一身焉。

景岳曰：愚按寸口、气口、脉口之义，历考经文，乃统两手而言，非独指两寸为寸口，右手为气口也。肺主诸气，气之盛衰见于此，故曰气口。肺朝百脉，脉之大会聚于此，故曰脉口。脉出太渊，其长一寸九分，故曰寸口。是名虽三，而实则手太阴肺经一脉也。王叔和未详经旨，突谓"左为人迎，右为气口，左手寸口，人迎以前，右手寸口，气口以前"等说，以致后人俱指两寸为寸口，右关为气口，而不复知统两手而言矣。自晋及今，以讹传讹，莫可解救也。林慎庵曰：按张仲景《伤寒论》《金匮要略》中所言，寸口皆统三部而言，亦未尝专指寸脉而言也，当从此说为是。

析寸关尺

《二难》曰：脉有尺寸，何谓也？然，尺寸者，脉之大要会也。从关至尺泽，是尺内，阴之所治也；从关至鱼际，是寸口内，阳之所治也。故分寸为尺，分尺为寸。故阴得尺中一寸，阳得寸内九分，尺寸终始一寸九分，故曰尺寸也。

滑伯仁①曰：手太阴之脉，由中焦出行，一路直至两手大指之端，其鱼际后一寸九分，通谓之寸口。于一寸九分之中，曰寸曰尺，而关在其中矣。其所以云尺寸者，以内外、本末、对待为言，而分其名也。

蔡氏②曰：自肘中至鱼际，得同身寸之一尺一寸。自肘前

---

① 滑伯仁：元代医学家。名寿，字伯仁，晚号樱宁生。著有《读素问钞》《难经本义》《十四经发挥》等。
② 蔡氏：指蔡元定，南宋理学家。名元定，字季通。著有《律吕新书》《皇极经世指要》《八陈图说》《蔡氏脉经》等。

一尺为阴之位，鱼际后一寸为阳之位。太阴动脉前不及鱼际横纹一分，后不及肘中横纹九寸，故古人于寸内取九分为寸，尺内取一寸为尺，以契阳九阴十之数也。

《脉经》曰：阳出阴入，以关为界。阳出三分，阴出三分，故曰三阴三阳。阳生于尺，动于寸；阴生于寸，动于尺。寸主射上焦，头及皮毛，竟手；关主射中焦，腹及腰；尺主射下焦，少腹及足。

人迎气口辨

《医宗必读》① 曰：左为人迎，右为气口。人迎以辨外因，气口以辨内因。又曰：人迎紧盛伤于风，气口紧盛伤于食。盖左关正当肝部，肝为风木之脏，故外伤于风者，内应风脏而为紧盛也。右关正当脾部，脾为仓廪之官，故内伤于食者，内应食脏而为紧盛也。观其但曰伤于风，勿泥外因，而概以六气所伤者，亦取人迎；但曰伤于食，勿泥内因，而概以七情所伤者，亦取气口。

张景岳曰：详人迎，本足阳明之经脉，在结喉两傍。气口，乃手太阴之经脉，在两手寸口。人迎为府，脉所以候表。气口为脏，脉所以候里。故曰气口独为五脏主，此《内经》之旨也。所以后世但诊气口，不诊人迎，盖以脉气流经，经气归肺，而肺朝百脉，故寸口为脉之大会，可决死生，而凡在表在里之病，但于寸口诸部皆可察也。自王叔和误以"左手为人迎，右手为气口"，且云"左以候表，右以候里"，岂左无里而右无表乎？讹传至今，其讹甚矣。

按：人迎气口，考之《内经》，当以景岳之辨为是，今人习《医宗必读》

---

① 《医宗必读》：明·李中梓撰。

卷五

七九

者多，故亦录之。

脏腑分属部位

《脉要精微论》云：尺内两傍则季胁也。尺外以候肾，尺里以候腹。中附上言附尺之上而居中者，即关脉也，左外以候肝，内以候膈，右外以候胃，内以候脾。上附上言上而又上，即寸脉也，右外以候肺，内以候胸中，左外以候心，内以候膻中即心包络，前以候前，后以候后。上竟上者，胸喉中事也。下竟下者，少腹、腰股、膝胫、足中事也。

李士材[1]曰：《内经》出胸、腹、膈三字，配寸、关、尺。腑不及胆者，寄于肝也；不及大小肠、膀胱者，统于腹中也。

滑伯仁曰：左尺主小肠、膀胱、前阴之病，右尺主大肠、后阴之病。

张石顽曰：寸关分左右，尺独不分者，一皆主乎肾也。肾为先天一气之始，十二经脉之根，脏腑之本也。

徐春甫[2]曰：内外每部，有前后半部之分也。脉之上至应前半部为外，脉之下至应后半部为内。概而言之，脏腑近背之阳位者，以前半部候之；近腹之阴位者，以后半部候之。

景岳曰：观易卦六爻，凡画卦者，自下而上，上三爻为外卦，下三爻为内卦，则其上下内外之义明矣。又有以浮取为外，沉取为内，于义亦通。

《灵枢》曰：宗气出于上焦，营气出于中焦，卫气出于下焦。上焦在于膻中，中焦在于中脘，下焦在于脐下阴交。故寸

---

[1] 李士材：明代医学家。名中梓，字士材，号念莪。著有《内经知要》《医宗必读》等。

[2] 徐春甫：明代医学家。字汝元，号思鹤，又号东皋。著有《古今医统》《内经要旨》《妇科心镜》《幼幼汇集》《痘疹泄秘》等。

主上焦，以候胸中；关主中焦，以候膈中；尺主下焦，以候腹中。此三焦分诊于寸关尺也。

林慎庵曰：以上诊法，五脏定位，出于《素问》。三焦包罗乎脏腑之外，是一大腑，故经名孤腑，当依上中下分诊于寸关尺，从《灵枢》也。膻中即心包络，《经》云：诸邪之在心也，皆在心之包络，是代心受邪之脏，而同诊于左寸。命门在十四椎之下，下至上，在七椎之上，界乎两肾之中，正当上下左右之中，其位象极，名为丹田，是先天真阳之窟宅，而为肾经之腧穴，故候右尺之元阳，即所以候命门也。至于六腑，经文首揭胃腑，余俱略而不言，但以胸、腹、膈三字该①之者，以胃为十二经脉之化原，五脏六腑皆禀气于胃。《经》云：脏气不能自致于手太阴，必因胃气，乃致手太阴也。此皆本之于《内经》，云诊家之定法，历万世而不移易者也。

脉位法天地五行说

李士材曰：北方为坎，水之位也；南方为离，火之位也；东方为震，木之位也；西方为兑，金之位也；中央为坤，土之位也。人身一小天地，故脉位应之。试南面而立，以观两手之部位。心属火，居寸，亦在南也；肾属水，居尺，亦在北也；肝属木，居左，亦在东也；肺属金，居右，亦在西也；脾属土，居关，亦在中也。以五行相生之理言之，天一生水，故先从左尺肾水生左关肝木，肝木生左寸心火。心火为君主，其位至高不可下，乃分权于相火。相火寓于右肾，肾本水也，而火寓焉，如龙伏海底，有火相，随右尺。相火生右关脾土，脾土生右寸肺金，金复生水，循环无穷，此相生之理也。更以五行相克之

---

① 该：同"赅"，完备。

理言之，相火在右尺，将来克金，赖对待之左尺，实肾水也，火得水制，则不乘金矣；脾土在右关，将来克水，赖对待之左关，实肝木也，土得木制，则不侮水矣；肺金在右寸，将来克木，赖对待之左寸，实心火也，金得火制，则不贼木矣。右手三部，皆得左手三部制之矣。而左手三部，竟无制者，独何欤？右寸之肺金，有子肾水，可复母仇。右关之脾土，有子肺金，可复母仇。右尺之相火，有子脾土，可复母仇。是制于人者仍可制人，相克而适以相成也，此相克之理也。

三部九候

《三部九候论》曰：人有三部，部有三候，以决死生，以调虚实而除邪疾。上部天，两额之动脉_{当颔厌之分，足少阳脉气所行也}。上部地，两颊之动脉_{即地仓大迎之分，足阳明脉气所行也}。上部人，耳前之动脉_{即和髎之分，手少阳脉所行也}。中部天，手太阴也_{掌后寸口动脉，经渠之次，肺经脉气所行也}。中部地，手阳明也_{手大指次指歧骨间动脉，合谷之次，大肠经脉气所行也}。中部人，手少阴也_{掌后锐骨下动脉，神门之次，心经脉气所行也}。下部天，足厥阴也_{气冲下三寸动脉，五里之分，肝经脉气所行也，卧而取之。女子取太冲，在足大指本节后二寸陷中是也}。下部地，足少阴也_{内踝后跟骨傍动脉，太溪之分，肾经脉气所行}。下部人，足太阴也_{鱼腹上越筋间动脉，直五里，下箕门之分，沉取乃得，脾经脉气所行也。若胃气欲候者，当取足跗上之冲行}。故下部之天以候肝，地以候肾，人以候脾胃之气。中部之天以候肺，地以候胸中之气，人以候心。上部之天以候头角之气，地以候口齿之气，人以候耳目之气。三而三之，合则为九，九分为九野，九野为九脏。故神脏五，形脏四，合为九脏_{神脏五者，五脏也；形脏四者，即头角、耳目、口齿、胸中也}。

按：此上古三部九候诊法，以人身上中下三部分三部，三而三之，合为九候也。

《十八难》曰：脉有三部九候，各何候主之？然：三部者，寸关尺也；九候者，浮中沉也。上部法天，主胸以上至头之有疾也。中部法人，主膈下至脐之有疾也。尺为下部，法而应乎地，主脐以下至足之有疾也。

按：此越人专以寸口寸关尺为三部，而三部俱有浮中沉之三候，三而三之合成九候，乃今人之所遵守者也。以其简捷，不复知有法矣。

七诊

《三部九候论》曰：察九候，独小者病，独大者病，独疾者病，独迟者病，独热者病，独寒者病，独陷下者病。张景岳曰：详此独字，即医中精一之义，诊家纲领莫切于此。今见诸家言脉，悉以六部浮沉凿分虚实，顾不知病本何在。既无独见，焉得确真，故《宝命全形论》曰：众脉不见，众凶勿闻，外内相得，无以形先，是诚察病之密旨，必如此义，方可言诊。又曰：善为脉者，贵在察神，不在察形。察形者，形千形万，不得其要。察神者，惟一惟精，独见其真也。独之为义，有部位之独也，有脏气之独也，有脉体之独也。部位之独，谓诸部无善，惟此稍乖，乖处藏奸，此其独也。脏气之独者，不得以部位为拘也，如诸见洪者皆是心脉，诸见弦者皆是肝脉，肺之浮，脾之缓，肾之石，五脏之中，各有五脉，五脉互见。独乖者病，乖而强者即本脏之有余，乖而弱者即本脏之不足，此脏气之独也。脉体之独者，如《经》所云，独大独小，独疾独迟，独寒独热，独陷下者，此脉体之独也。总此三者，独义见矣。夫既为之独，何以有三？而不知三者之独，亦总归于独小、独大、独疾、独迟之类，但得其一，而即见病之本矣。故《经》曰：得一之精，以知死生，正此谓也。

《举要》曰：脉有七诊，曰浮中沉，上下左右消息求寻。浮以候表，沉以候里，中以候胃气。上下即寸与尺，左右即左右手也。此又概以两手六部而言，谓之七诊也。

诊治大法

《脉要精微论》曰：诊法常以平旦，阴气未动，阳气未散，饮食未进，经脉未盛，络脉调匀，气血未乱，乃可诊有过之脉。林慎庵曰：凡诊，先以三指齐按，所以察其大纲。统体而言，如阴阳、表里、上下、来去、长短、覆溢之类是也。后以逐指单按，所以察其部分。每部下指，先定经脉时脉，以审胃气，分表里、寒热、虚实，辨气分、血分、阴阳盛衰、脏腑所属。浮候、中候、沉候，以消息之断病，何部异于众脉，便属此部有病，候其盛衰之极者以决之，在上上病，在下下病，左曰左病，右曰右病。

《脉要精微论》曰：持脉有道，虚静为保。林慎庵曰：脉之理微，非静心神，忘外虑，均呼吸，不能得也。故人之息未定，不可以诊；己之息未定，亦不可以诊。夫意逐物移，念随事乱，谓能察认隐微，有是理乎！故必虚其心，静其志，纤微无间，而诊道斯保全不失也。

下指法

卢子繇[①]曰：诊法多端，全凭指法捷取。盖人之中指上两节长，无名、食指上两节短，参差不齐。若按尺，排指疏则踰越一寸九分之定位，排指密又不及寸关尺之界分。齐截三指，斯中指翘出，而节节相对，节无不转，转无不活。此别左右，分表里，推内外，悉五层，候浮中沉，三指法也。以中指并齐食指，去无名指；以中指并齐无名指，去食指，亦节无不转，此衡寸口，权尺中，齐上下，推下上，推上下，均前后，两指

① 卢子繇：清初医学家。名之颐，字子繇，号晋公。著作有《本草乘雅半偈》《学古诊则》《仲景伤寒论疏钞金镜》等。

法也。至若候十二脏腑定位，咸用指端举按别脏别腑，此单指法也。虽可三指并齐，及其定位，专指举按，固得其真，不若独指之无牵带，别有低昂也。第惟食指肉薄而灵，中指则厚，无名指更厚且木，是必指端棱起如线者，名曰指目，以按脉中之脊。无论洪大弦革，即小细丝微，咸有脊焉，真如目之视物，妍丑毕具。故古人称诊脉为看脉，可想见其取用矣。每见惜指甲之修长，用指厚肉分，或指节之下，以凭诊视者，真不啻目生颈腋胸胁间矣。

下指有轻重

《五难》曰：脉有轻重，何谓也？然，初持脉，如三菽豆也之重①，与皮毛相得者，肺部也。如六菽之重，与血脉相得者，心部也。如九菽之重，与肌肉相得者，脾部也。如十二菽之重，与筋平者，肝部也。按之至骨，举指来疾者，肾部也。故曰轻重也。

伯仁曰：取脉之要有三，曰举，曰按，曰寻。轻手循之曰举，重手取之曰按，不轻不重，委曲求之曰寻。初持脉，轻手按之，脉见皮肤之间者，阳也，腑也，心肺之应也。重手按之，附于肉下，近于筋骨间，阴也，脏也，亦肾肝之应也。不轻不重，中而候之，其脉得于肌肉间者，阴阳相通，中和之象，脾胃之应也。若浮中沉之不见，则委曲而求之，所谓寻也。若隐若见，则阴阳伏匿之脉也。三部皆然。

一云：举必先按之，按必先举之，以举物必自下而上，按物必自上而下也。

---

① 三菽（shū）之重：菽，豆子；三菽之重，指按脉之时用的力度约三粒豆子的重量，后同。

审脉上下来去至止

《脉要精微论》云：上盛则气高，下盛则气胀。来疾去徐，上实下虚，为厥巅。疾来徐去，疾上虚下，实为恶去声风也上下皆指八寸言。

仲景曰：初持脉，来疾去迟，此出疾入迟，名曰内虚外实也。初持脉，来迟去疾，此出迟入疾，名曰内实外虚也。

伯仁曰：察脉须识上下、来去、至止，不明此六字，则阴阳虚实不别也。上者为阳，来者为阳，至者为阳。下者为阴，去者为阴，止者为阴。上者自尺部上于寸口，阳生于阴也。下者为寸口下于尺部，阴生于阳也。来者自骨肉之分而出于皮肤之际，气之升也。去者自皮肤之际而还于骨肉之分，气之降也。应曰至息曰止也。

吴鹤皋①曰：脉有上下，是阴阳相生，病虽重不死；脉有来去，是表里交泰，病虽重必起；脉无上下来去，死无日矣。

汪子良②曰：来以候外，去以候内。来实去虚，主病在外。来小去大，主病在内。

推求上下内外察病法

《脉要精微论》云：推而外之，内而不外，有心腹积也。推而内之，外而不内，身有热也。推而上之，上而不下，腰足清也。推而下之，下而不上，头项痛也。按之至骨，脉气少者，腰脊痛而身有痹也。

---

① 吴鹤皋：明代医学家。名崑，字山甫，号鹤皋。著有《医方考》《脉语》《黄帝内经素问吴注》《针方六集》等。
② 汪子良：明代医学家。名宦，字子良，号心毅。著有《医学质疑》《证治要略》《统属诊法》等。

张①注曰：推，音吹，诸释作推动之推者，非。此言察病之法，当吹求于脉，以决其疑似也。凡病若在表而欲求之于外矣，然脉则沉迟不浮，是在内而非外，故知其心腹之有积也。凡病若在里而欲推求于内矣，然脉则浮数不沉，是在外而非内矣，故知其身之有热也。凡推求于上部，然脉止见于上，而下部则弱，此以有升无降，上实下虚，故腰足为之清冷也。凡推求于下部，然脉止见于下，而上部则亏，此以有降无升，清阳不能上达，故为头项痛也。或以阳虚而阴凑之，亦为头项痛。按之至骨者沉，阴胜也。脉气少者，气血衰也。正气衰而阴气盛，故为腰脊痛而身有痹也。

因形气以定诊

《脉诀汇辨》云：人之形体各有不同，则脉之来去因之亦异，不可执一说以概病情也。何则？肥盛之人，气居于表，六脉常带浮洪。瘦小之人，气敛于中，六脉常带沉数。性急之人，五至方为平脉。性缓之人，四至亦有热证。身长之人，下指宜疏。身短之人，下指宜密。北方之人，每见实强。南方之人，恒多软弱。少壮之脉多大，年老之脉多虚，酒后之脉常数，饭后之脉常洪，远行之脉必疾，久饥之脉必空，室女尼姑多濡弱，婴儿之脉常七至。故《经》曰：形气相得者生，三五不调者死。更有说焉，肥盛人，虽曰浮洪是其常，使肌肉过于坚厚，则其脉来，势不能直达于皮肤，反欲重按乃见，徒守浮洪之说，以轻手取之，则模糊细小，竟不能测。瘦小之人，虽曰沉数是其常，使肌肉过于浅薄，则其脉来，即呈于皮肤，反可浮取而知。

① 张：指张介宾。明代医学家。字会卿，号景岳。著有《类经》《景岳全书》《质疑录》等。

性急之人，脉数是其常，当从容无事，亦近舒徐。性缓之人，脉迟是其常，值倥偬多冗，亦随急数。北方脉强是其常，或累世膏粱，或母系南产，亦未必无软弱之形。南人脉弱是其常，或先天禀足，或习耐劳苦，亦间有实强之状。少壮脉大是其常，夭促者多见虚细。老年脉虚是其常，期颐①者更为沉实。室女②尼姑濡弱者是其常，或境遇优游，襟怀恬淡，脉来亦定冲和。婴儿气禀纯阳，急数者是其常，或质弱带寒，脉来亦多迟缓。以此类推，则人固有一定之形气，形气之中又必随地转移，方能尽言外之妙也。

张石顽曰：临病察脉，全在活法推求。如诊富贵人之脉与贫贱者之脉，迥乎不侔③。贵显之脉，常清虚流利；富厚之脉，常和滑有神；贱者之脉，常浊壅多滞；贫者之脉，常蹇涩少神，加以劳勤，则粗硬倍常。至若尝富贵而后贫贱，则营卫枯槁，血气不调，脉必不能流利和滑，久按索然。且富贵之证治，与贫贱之证治，亦截然两途。富贵之人恒劳心肾，精血内戕，病脉多虚，纵有表里客邪，不胜大汗大下，全以顾虑元气为主，略兼和营调卫足矣，一切苦寒伤气，皆在切禁。贫贱之人，藜藿充肠，风霜切体，内外未尝温养，筋骸素惯④疲劳，脏腑经脉一皆坚固，即有病苦忧劳，不能便伤神志，一以攻发为主，若参、芪、桂、附等药，咸非是辈所宜。惟尝贵后贱，尝富后贫之人，素享丰腴，不安粗粝，病则中气先郁，非但药之难应，参芪或不能支，反增郁悒之患，在所必至。非特富贵之脉症，

---

① 期颐：古时称百岁为"期颐之年"。
② 室女：指未婚女子。
③ 侔：相等，齐。
④ 惯：原作"愲"，据《诊宗三昧》改。

与贫贱悬殊，即形体之肥瘠，亦是不同。肥盛之人，肌肉丰厚，胃气沉潜，纵受风寒，未得即显表脉，但须辨其声音涕唾，便知有何客邪。设鼻塞声重，涕唾稠黏，风寒所伤也。若虽鼻塞声重，而屡咳痰不即应，极力咯之，乃得一线黏痰，甚则咽颚肿胀者，乃风热也。此是肥人外感第一关键，以肥人肌气充盛，风邪急切难入，因其内多痰湿，故伤热最易。惟是酒客，湿热渐渍于肉里，风邪易伤者有之，否则形盛气虚，色白肉松，肌腠不实之故，不可以此胶执也。瘦人肌肉浅薄，胃气外泄，即发热头痛，脉来浮数，多属于火。但以头之时痛时止，热之忽重忽轻，又为阴虚火扰之候也。惟发热头痛无间，昼夜不分轻重，人迎浮盛者，方是外感之病。亦有表邪兼挟内火者，虽发热头痛，不分昼夜轻重，而烦渴躁扰，卧寐不宁，皆邪火烁阴之候，虽宜辛凉发散，又当顾虑其阴。独形瘦气虚，颜白唇鲜，卫气不固者，最易伤风，却无内火之患矣。矧吾江南之人，元气最薄，脉多不实，且偏属东方，木①火最盛，治之稍过，不无热去寒起之虑。而膏粱之人，豢养柔脆，调适尤难，故善治大江以南病者，不难遍行宇内也。但要识其所禀之刚柔，情性之缓急耳。西北之人，惯拒风寒，素食煤火，外内坚固，所以脉多沉实，一切表里诸邪，不伤则已，伤则必重，非大汗大下，峻用重剂，不能克应。滇粤之人，恒受瘴热，惯食槟榔，表里疏豁，所以脉多微数，按之少实，纵有风寒，只宜清解，不得轻用发散，以表药性皆上升横散，触动瘴气发热，漫无止期，不至津枯血竭不已也。《经》云：西北之气散而寒之，东南之气收而温之，所谓同病异治也。是以诊他方

---

① 木：原作"水"，据《诊宗三昧》改。

之人，必问方隅水土，傍观者以为应酬套语，曷知其为察脉审证用药之大纲哉。

阴阳呼吸

《四难》曰：脉有阴阳之法，何谓也？然，呼出心与肺，吸入肾与肝，呼吸之间，脾受谷味也。其脉在中，浮者阳也，沉者阴也，故曰阴阳也。心肺俱浮，何以别之？然，浮而大散者，心也；浮而短涩者，肺也。肾肝俱沉，何以别之？然，牢而长者，肝也；按之濡，举指来实者，肾也。脾主中州，故其脉在中。是阴阳之法也。

《十四难》曰：脉有一呼再至，一吸再至；有一呼三至，一吸三至；有一呼四至，一吸四至；有一呼五至，一吸五至；有一呼六至，一吸六至；有一呼一至，一吸一至；有再呼一至，再吸一至；有呼吸再至。脉来如此，何以别知其病也？然，脉来一呼再至，一吸再至，不大不小，曰平。一呼三至，一吸三至，为适得病，前大后小即头痛目眩，前小后大即胸满短气。一呼四至，一吸四至，病欲甚，脉洪大者苦烦满，沉细者腹中痛，滑者伤热，涩者中雾露。一呼五至，一吸五至，其人当困，沉细夜加，浮大昼加，不大不小，虽困可治，其有大小者为难治。一呼六至，一吸六至，为死脉也，沉细夜死，浮大昼死。一呼一至，一吸一至，名曰损，人虽能行，犹当着床，所以然者，血气皆不足故也。再呼一至，再吸一至，名曰无魂，无魂者当死也，人虽能行名曰行死。

《素问·平人气象论》曰：人一呼脉再动，一吸脉亦再动，呼吸定息，脉五动，闰以太息，命曰平人，平人者，不病也。常以不病调病人，医不病，故为病人平以调之为法。人一呼脉一动，一吸脉一动，曰少气。人一呼脉三动，一吸脉三动而躁，尺热，曰病温，尺不热脉滑，曰病风，脉涩曰①痹。人一呼，脉四动以上曰死，脉绝不至曰死，乍疏乍数曰死。

阴阳虚实

《六难》曰：脉有阴盛阳虚，阳盛阴虚，何谓也？然，浮之损小，沉之实大，故曰阴盛阳虚。沉之损小，浮之实大，故曰阳盛阴虚。是阴阳虚实之意也。

仲景《辨脉法》问曰：脉有阴阳，何谓也？答曰：凡脉浮、大、数、动、滑，此名阳也；沉、涩、弱、弦、微，此名阴也。阴病见阳脉者生，阳病见阴脉者死。寸口脉微，名曰阳不足，阴气上入阳中，则洒淅恶寒也。尺脉弱，名曰阴不足，阳气下陷入阴中，则发热也。

脉分脏腑

《九难》曰：何以别知脏腑之病？然，数者腑也，迟者脏也，数则为热，迟则为寒，诸阳为热，诸阴为寒，故以别知脏腑之病也。

仲景曰：寸口脉浮为在表，沉为在里，数为在腑，迟为在脏。

问曰：何以知乘腑？何以知乘脏？曰：诸阳浮数为乘腑，诸阴迟涩为乘脏。

表里虚实

伯仁曰：明脉须辨表里虚实四字。表，阳也，腑也，凡六淫之邪袭于经络，而未入胃腑及脏者，皆属于表也。里，阴也，脏也，凡七情之气郁于心腹之内不能散越，及饮食之伤留于脏

---

① 曰：原作"而"，据《素问·平人气象论》改。

腑之间不能通泄，皆属于里也。虚者，元气之自虚，精神耗散，气力衰竭也。实者，邪气之实，由正气之本虚，邪得乘之，非元气之自实也。故虚者补其正气，实者泻其邪气。《经》曰：邪气盛则实，精气夺则虚，此大法也。

根[①]本枝叶

《十四难》曰：上部有脉谓寸，下部无脉谓尺，其人当吐不吐者死。谓邪实在上，生气不得通达，故当吐。上部无脉，下部有脉，虽困，无能为害。所以然者，人之有尺，譬如树之有根，枝叶虽枯槁，根本将自生，脉有根本，人有元气，故知不死。

《八难》曰：寸口脉平而死者，何谓也？然，诸经之脉，皆系于生气之原。所谓生气之原者，谓十二经之根本也，谓肾间真气也。此五脏六腑之本，十二经脉之根，呼吸之门，三焦之原，一名守邪之神。故气者，人之根本也，根绝则茎叶枯矣。寸口脉平而死者，生气独绝于内也。

脉贵有神

东垣曰：不病之脉，不求其神而神无不在也。有病之脉，则当求其神之有无。谓如六数七极，热也，脉中有力，即有神矣，当泄其热。三迟二败，寒也，脉中有力，即有神矣，当去其寒。若数极迟败中不复有力，为无神也，将何以恃耶？苟不知此，而泄之去之，神将何以依而为主。故《经》曰：脉者，血气之先。血气者，人之神也，善夫。

林慎庵曰：东垣此论，深达至理，但以有力二字言有神，恐不足尽有神之妙。王执中[②]曰：有神者，有力中带光顺滑泽

---

① 根：原作"枝"，据《景岳全书·〈难经〉脉义》改。
② 王执中：宋代医学家。字叔权。著有《针灸资生经》。

也，于解进矣。萧子颙①歌曰：轻清稳②厚肌肉里，不离中部象自然，则又有进焉。

脉无根有根两说

《汇辨》云：一以尺中为根。人之有尺，犹树之根。水为天一之元，先天命根也。王叔和曰：寸关虽无尺，犹不绝如此之流，何忧殒灭，谓有根也。若肾脉独败，是无根矣。一以沉候为根。《经》曰：诸浮脉无根者死，是谓有表无里，孤阳不生。造化所以亘万古而不息者，一阴一阳互为其根也，阴既绝矣，孤阳岂能独存乎。二说似乎不同，实则一致。两尺为肾部，沉候之，六脉皆肾也。然则两尺之无根，与沉取之无根，总之肾水绝也。

浮中沉候五脏说

王宗正③曰：诊脉之法，当从心肺俱浮，肝肾俱沉，脾在中州，则与叔和之守寸关尺，寄位以候五脏六腑之脉者，不大相径庭乎？岂知宗正亦从经文"诸浮脉无根者死"之句误入，遂谓本乎天者亲上，本乎地者亲下，心肺居于至高之分，故应乎浮；肝肾处乎至阴之位，故应乎沉；脾胃在中，故以中候候之。然能与叔和之法参而用之，正有相成之妙。按：此即《难经》"四难""五难"之说也。

时脉平脉胃脉

伯仁曰：凡诊脉，先须识时脉、胃脉与脏腑平脉，然后及

---

① 萧子颙（yóng）：疑为萧昂，明代医学家。字申立，号正斋道人。著有脉学专著《医粹》。

② 稳：原作"温"，据《四诊抉微》改。

③ 王宗正：南宋医学家。字诚叔。著有《难经疏义》。

于病脉。时脉谓春三月六部中俱带弦，夏三月俱带洪，秋三月俱带浮，冬三月俱带沉。胃脉谓中按得之脉见和缓。凡人脏腑胃脉既平，又应时脉，乃无病者也，反此为病。

《素问·玉机真脏论》曰：春脉者，肝也，东方木也，万物之所以始生也。其气来，软弱轻虚而滑，端直以长，故曰弦，反此者病。其气来实而强，此为太过，病在外；其气来不实而微，此谓不及，病在中。太过则善怒，忽忽眩冒而巅疾；不及则胸痛引背，下则两胁胠满。夏脉者，心也，南方火也，万物之所以盛长也。其气来盛去衰，故曰钩，反此者病。其气来盛去亦盛，此谓太过，病在外；其气来不盛去反盛，此谓不及，病在中。太过则身热肤痛，为浸淫①；不及则烦心，上见咳唾，下为气泄。秋脉者，肺也，西方金也，万物之所以收成也。其气来轻虚以浮，来急去散，故曰浮，反此者病。其气来毛而中央坚，两旁虚，此为太过，病在外；其气来毛而微，此为不及，病在中。太过则令人逆气而背痛，愠愠然；不及则喘，呼吸少气而咳，上气见血，下闻病音。冬脉者，肾也，北方水也，万物之所以合藏也。其气来沉而搏，故曰营，反此者病。其气如弹石者，此为太过，病在外；其去如数者，此为不及，病在中。太过则解㑊②，脊脉痛而少气，不欲言；不及则心悬如病饥，䏚中清，脊中痛，少腹满，小便变。䏚音渺，季胁之下，侠脊两旁空软处。脾脉者，土也，孤脏以灌四傍者也，善者不可得见，恶者可见。其来如水之流者，此为太过，病在外；如鸟之喙者，此为不及，病在中。太过则四肢不举，不及则九窍不通。

---

① 浸淫：指疮疥、湿疹之类的皮肤疾患。
② 解㑊（xiè yì）：懈怠，倦怠无力。

心脉浮大而散。心合血脉，心脉①随血脉而行，持脉如六菽之重，按至血脉而得者为浮；稍稍加力，脉道粗者为大；又稍加力，脉道濡阔者为散。肺脉浮涩而短，肺合皮毛，肺脉循皮毛而行，持脉如三菽之重，按至皮毛而得者为浮；稍稍加力，脉道不利为涩；又稍加力，不及本位为短。肝脉弦而长，肝合筋，肝脉循筋而行，持脉如十二菽之重，按至筋，脉道如筝弦为弦；次稍加力，脉道迢迢者为长。脾脉缓而大，脾合肌肉，脾脉循肌肉而行，持脉如九菽之重，按至肌肉，如轻风微吹杨柳梢为缓；稍稍加力，脉道敦实者为大。肾脉沉而软滑，肾合骨，肾脉循骨而行，按至骨而得者为沉；次重按之，脉道无力为软；举指来疾流利者为滑。

滑伯仁曰：此五脏平脉，要须察之，久久成熟，一遇病脉，自然可晓。《经》云：先识经脉，而后识病脉，此之谓也。

凡脉缓而和匀，不浮不沉，不大不小，不疾不徐，不长不短，应手中和，意思欣欣，悠悠扬扬，难以名状者，此真胃气脉也。

《平人气象论》曰：春胃微弦曰平，弦多胃少曰肝病，但弦无胃曰死，胃而有毛曰秋病，毛甚曰今病。夏胃微钩曰平，钩多胃少曰心病，但钩无胃曰死，胃而有石曰冬病，石甚曰今病。长夏胃微软弱曰平，弱多胃少曰脾病，但代无胃曰死，软弱有石曰冬病，石甚曰今病。秋胃微毛曰平，毛多胃少曰肺病，但毛无胃曰死，毛而有弦曰春病，弦甚曰今病。冬胃微石曰平，石多胃少曰肾病，但石无胃曰死，石而有钩曰夏病，钩甚曰今病。秋病至秋而病，以胃气尚存。今病即病，以无胃气故也。余仿此。

---

① 脉：原脱，据滑寿《诊家枢要》补。

景岳曰：凡诊脉，须知胃气。如《经》曰：人以水谷为本，故人绝水谷则死，脉无胃气亦死。又曰：脉弱以滑，是有胃气。又曰：邪气来也紧而疾，谷气来也徐而和。又曰：五味入口，藏于胃，以养五脏气，是以五脏六腑之气味，皆出于胃而变见于气口。是可见谷气即胃气，胃气即元气也。元气之来，力和而缓；邪气之至，力强而峻。高阳生曰：阿阿软若春杨柳，此是脾家脉四季，即胃气之谓也。故凡诊脉者，无论浮沉迟数，虽值诸病叠见，而但于邪脉中得兼软滑徐和之象者，便是五脏中俱有胃气，病必无害也。盖胃气者正气也，病气者邪气也，夫邪正不两立，一胜则一负，凡邪气胜则正气败，正气至则邪气退矣。若欲察病之进退吉凶者，但当以胃气为主。察之之法，如今日尚和缓，明日更弦急，知邪气之愈进，邪气进则病愈甚矣。今日甚弦急，明日稍和缓，知胃气之渐至，胃气至则病渐轻矣。即如顷刻之间，初急后缓者，胃气之来也；初缓后急者，胃气之去也。此察邪正进退之法也。至于死生之兆，亦惟以胃气为主。夫胃气中和，王于四季，故春脉微弦而和缓，夏脉微钩而和缓，秋脉微毛而和缓，冬脉微石而和缓，此胃气之常，即平人之脉也。若脉无胃气，即名真脏脉。见真脏何以当死？盖人有元气，出自先天，即天气也，为精神之父；人有胃气，出乎后天，即地气也，为血气之母。其在后天，必本先天为主持；在先天，必赖后天为滋养。无所本者死，无所养者亦死。可从验之，如但弦、但钩、但毛、但石之类，皆真脏也，此以孤脏之气独见，而胃气不能相及，故当死也。且脾胃属土，脉本和缓，土惟畏木，脉则弦强，凡脉见弦急者，此为土败木败，大非佳兆，若弦急之微者尚可救疗，弦急之甚者胃气其穷矣。

盛启东①曰：举按坚强，搏击有力，或微渺在骨，按不可得，胃气绝也。

朱改之曰：脉健旺者按之柔和，微弱者按之应指，便是胃气合微弦、微钩，以观自得之矣。

张石顽曰：欲识五脏诸病，须明五脏脉形。假如肝得乙木春升之令而生，其脉若草木初生，指下软弱招招，故谓之弦，然必滑和而缓，是为胃气，为肝之平脉。若弦实而滑，如循长竿，弦多胃少之脉也。若弦而强急，按之益劲，但弦无胃气也，加以发热，指下洪盛，则木槁火炎而自焚矣。所谓火生于木，焚木者，原不出乎火也。若微弦而浮，或略带数，又为甲木之象矣。若弦脉见于左关，肝气自旺也，设反见于右关，又为土败木贼之兆。或左关虽弦而指下小弱不振，是土衰木萎之象，法当培土荣木，设投伐肝之剂，则脾土愈困矣。若弦见一二部，或一手偏弦，犹为可治。若六脉皆弦而少神气，为邪气混一不分之兆。《灵枢》有云：人迎与寸口气大小等者，病难已。气者，脉气也，凡脉得循脏之气，左右六部皆然者，俱不治也。或肝病证剧，六部无弦脉，是脉不应病，亦不可治。举此以为诸脉之例，不独肝脏为然也。心属丙丁而应乎夏，其脉若火之燃薪，指下累累，微曲而濡，故谓之钩，然必虚滑流利是为胃气，为心之平脉。若喘喘连属，其中微曲，钩多胃少之脉也。若瞥瞥②虚大，前曲后居，但钩无胃气也。若虚大微洪，或带微数，又为丙火之象。故钩脉见于左寸，包络之火自旺也。或并见于右寸，火乘金位之兆。设关之外微曲，又为中宫有物阻

---

① 盛启东：明代医学家。名寅，字启东。著有《医经秘旨》。
② 瞥瞥：形容闪烁不定，飘忽浮动。

碍之兆也。脾为己土而应于四季，虽禀中央湿土，常兼四气之化而生长万物，故其脉最和缓，指下纤徐而不病，不迟故谓之缓。然于和缓之中又当求其软滑，是谓胃气，为脾之平脉。若缓弱无力，指下如循烂绵，缓多胃少之脉也。若缓而不能自还，代阴无胃气也。若脉虽徐缓，而按之盈实，是胃中宿滞蕴热。若缓而涩滞，指下模糊，按之不前，胃中寒食固结，气道阻塞之故耳。若缓而加之以浮，又为风乘戊土之象矣。设或诸部皆缓而关部独盛，中宫湿热也。诸部皆缓，寸口独滑，膈上有痰气也。诸部皆缓，两尺独显弦状，岂非肝肾虚寒，不能生土之候乎。肺本辛金而应秋气，虽主收敛，而合于皮毛。是以不能沉实，但得浮弱之象于皮毛间，指下轻虚，而重按不散，故谓之毛。然必浮弱而滑，是为胃气，为肺之平脉。若但浮不滑，指下涩涩然如循鸡羽，毛多胃少之脉也。昔人以浮涩而短，为肺脏平脉，意谓多气少血，脉不能滑。不知独受营气之先，营行脉中之第一关隘，若肺不伤燥，必无短涩之理。即感秋燥之气，亦肺病耳，非肺气之本燥也。若浮而无力，按之如风吹毛，但毛无胃气也。加以关尺细数，喘嗽失血，阴虚阳扰，虽神丹不能复图也。若毛而微涩，又为庚金气予不足之象矣。若诸部皆毛，寸口独不毛者，阳虚浊阴用事，兼挟痰气于上也。诸部不毛，右关独毛者，胃虚不能纳食，及为泄泻之征也。肾主癸水而应乎冬脉，得收藏之令，而见于筋骨之间，按之沉实，而举指流利，谓之曰石。然必沉濡而滑，是谓胃气，乃肾之平脉。若指下形如引葛，按之益坚，石多胃少之脉也。若弦而细劲，如循刀刃，按之搏指，但石无胃气也。若按之虽石，举之浮紧，又为太阳壬水受邪之象矣。若诸脉不石，左寸独石者，水气凌心之象。右关独石者，沉寒伤胃之象也。可知五脉之中，必得缓滑之象，乃谓胃气，方为平脉，则胃气之验，不独在于右关也。况《内经》所言四时之脉，亦不出乎弦、钩、毛、石，是知五脏之气不出五行，四时之气亦不出于五行，故其论脉总不出五行之外也。但当察其五脉之中，偏少冲和之气，即是病脉。或反见他脏之脉，是本脏气衰，他脏之气乘之也。每见医守六部之绳墨，以求脏腑之虚实者，是欲候其人不识声形笑貌，但认其居处之地也。若得其声形笑貌，虽遇之于殊方逆旅，暗室隔垣，未尝错认以为他人也。犹之此经之脉见于他部，未尝错认以为他经之病也。

五脏平病死脉

《平人气象论》云：平心脉来，累累如连珠，如循琅玕，曰心平琅玕者，音郎千，玉之有光似珠者，言盛满滑利也，夏以胃气为本。病心脉来，喘喘连属急促相仍，其中微曲，曰心病。死心脉来，前曲后居轻取坚强不柔，重取牢实不动，如操带钩，曰心死。

平肺脉来，厌厌聂聂象苗齐秀之象，如落榆荚，曰肺平浮薄而轻虚，秋以胃气为本。病肺脉来，不上不下往来涩滞，如循鸡羽，曰肺病。死肺脉来，如物之浮空虚无根，如风吹毛散乱无绪，曰肺死。

平肝脉来，软弱招招犹迢迢也，如揭长竿末梢，曰肝平梢必柔软，即和缓弦长之义，春以胃气为本。病肝脉来，盈实而滑，如循长杆，曰肝病坚劲无梢之和缓。死肝脉来，急益劲，如新张弓弦，曰肝死。

平脾脉来，和柔相杂，如鸡践地，曰脾平，长夏以胃气为本。病脾脉来，实而盈数，如鸡举足，曰脾病轻疾不缓。死脾脉来，锐坚如鸟之啄，如鸟之距，如屋之漏，如水之流，曰脾死后二句言点滴无伦，去而不返也。

平肾脉来，喘喘累累如钩，按之而坚，曰肾平，冬以胃气为本。病肾脉来，如引葛坚搏牵连，按之益坚，曰肾病。死肾脉来，发如夺索，辟辟音劈如弹石，曰肾死。

按：《难经·十五难》所载平病、死脉，与本经互有异同，学者当以《内经》为主。

真脏脉

《素问·玉机真脏论》曰：真肝脉至，中外急，如循刀刃，责责然如按琴瑟弦，色青白不泽，毛折①，乃死。真心脉至，坚而搏，如循薏苡子，累累然，色青黑不泽，毛折，乃死。真肺脉至，大而虚，如以毛羽中人，肤色白赤不泽，毛折，乃死。真肾脉至，搏而绝，如指弹石辟辟然，色黑黄不泽，毛折，乃死。真脾脉至，弱而乍数乍疏，色黄青不泽，毛折，乃死。

---

① 毛折：毛发枯槁。

卷六

切　诊

脉审阴阳顺逆

《平人气象论》曰：脉从阴阳，病易已；脉逆阴阳，病难已。《约注》[1] 云：春夏洪大为顺，沉细为逆。秋冬沉细为顺，洪大为逆。男子左大为顺，女子右大为顺。凡外感证，阳病见阳脉为顺，阳病见阴脉为逆，阴病见阳脉亦为顺。内伤证，阳病见阳脉为顺，阳病见阴脉为逆，阴病见阴脉为顺，阴病见阳脉亦为逆也。

《灵枢·动输篇》曰：阳病而阳脉小者为逆。阴病而阴脉大者为逆。《约注》云：阳证脉宜浮大，小为阳证见阴脉。阴证脉宜沉细，大为阴证见阳脉。

张颛石曰：阴阳死生之大端，不出大、浮、数、动、滑为阳，沉、涩、弱、弦、微为阴之总纲。仲景言伤寒阴病见阳脉者生，阳病见阴脉者死，可以推卒病之逆顺，亦可以广诸病之死生。

孙对薇[2]曰：阴根于阳，阳根于阴。表属阳，以活动为性体，而有静顺之阴在内。里属阴，以静顺为性体，而有活动之阳在中，乃相依倚也。若表脉惟散尖洪大，里脉惟塞迟细小，乃阴阳不相和，各盛于本位，当收敛表阳，使根于内，温和里

---

① 《约注》：指《素问灵枢类纂约注》。清·汪昂撰。

② 孙对薇：明末医家。名文胤，一作文允，字薇甫、对薇，号在公。著有《丹台玉案》《先天脉镜》。

阴，使根于外。有表涩下而里冲上者，在外为阳气不升，在内为阴火冲发。有表寒涩而里洪数者，此阴乘阳，阳乘阴也。又云：尖数在下而不见平关之体，此阳极也，当下之；平关在上而不见尖数之体，此阴胜也，当升之。

脉从病反

《素问·至真要大论》曰：脉从而病反者，脉至而从，按之不鼓，诸阳皆然。诸阴之反，脉至而从，按之鼓甚而盛也。

景岳曰：脉至而从者，如阳证见阳脉，阴证见阴脉，是皆谓之从也。若阳证虽见阳脉，但按之不鼓，而指下无力，则脉虽浮大，便非真阳之候，不可误认为阳证。凡诸脉之似阳非阳者，皆然也。或阴证虽见阴脉，但按之鼓甚而盛者，亦不得认为阴证。

脉有五逆

《灵枢·玉版篇》云：诸病皆有顺逆。腹胀，身热，脉大，是一逆也；腹鸣而满，四肢清，泄，其脉大，是二逆也；衄而不止，脉大，是三逆也；咳且溲血脱形，其脉小劲，是四逆也；咳，脱形，身热，脉小以疾，是谓五逆也。如是者，不过十五日而死矣。其腹大胀，四末清，脱形，泄甚，是一逆也；腹胀，便血，其脉大时绝，是二逆也；咳溲血，形肉脱，脉搏，是三逆也；呕血，胸满引背，脉小而疾，是四逆也；咳呕，腹胀且飧泄，其脉绝，是五逆也。如是者，不过一时而死矣。

《五禁篇》云：何谓五逆？热病脉静，汗已出，脉盛躁，是一逆也；病泄，脉洪大，是二逆也；著痹不移，䐃肉破，身热，脉偏绝，是三逆也；淫而夺形，身热，色夭然白，及后下血衃_{音胚，疑血也}，血衃重笃，是四逆也；寒热夺形，脉坚搏，是谓五逆也。

《十七难》曰：病若闭目不欲见人者，脉当得肝脉，弦急而长，而反得肺脉，浮短而涩者，死也。病若开目而渴，心下牢者，脉当得紧实而数，而反得沉濡而微者，死也。病若吐血，复鼽衄血者，脉当得沉细，而反浮大而牢者，死也。病若谵言妄语，身当有热，脉当洪大，而反手足厥冷，脉沉细而微者，死也。病若大腹而泄者，脉当微细而涩，而反紧大而滑者，死也此五脏胜克之五逆也。

脉有四塞

《至真要大论》云：春不沉，夏不弦，冬不涩，秋不数，是谓四塞。《吴注》① 云：言脉虽待时而至，若春至而全无冬脉，夏至而全无春脉，已虽专王，而早绝其母气，是五脏不相贯通也。

又曰：参见曰病，复见曰病，未去而去曰病，去而不去曰病。《吴注》云：一部而参见诸部，此乘侮交至也。既见于本部，复见于他部，此淫气太过也。未去而去，为本气不足，来气有余。去而不去，为本气有余，来气不足。王②注：复见谓再见已衰、已死之气也。

脉有五邪

《难经》曰：从后来者为虚，邪从前来者为实，邪从所不胜来者为贼，邪从所胜来者为微，邪自病者正邪。

春肝木旺，其脉弦细而长，名曰肝脉也。反得浮涩而短者，是肺之乘肝，金之克木，为贼邪，大逆，十死不治。反得洪大

---

① 《吴注》：指《黄帝内经素问吴注》。明·吴崑撰。
② 王：指王冰。唐代医学家。著有《重广补注黄帝内经素问》。

而散者，是心之乘肝，子之扶母，为实邪，虽病自愈。反得沉濡而滑者，是肾之乘肝，母之归子，为虚邪，虽病易治。反得大而缓者，是脾之乘肝，土之凌木，为微邪，虽病即瘥。

按：我生是将来，故在前而实。生我是退气，故在后而虚。克我则为贼，我克则为微也。余四脏俱依此而推，不必重录其文。

脉逆四时

《玉机真脏论》曰：脉从四时，谓之可治。脉逆四时，为不可治。所谓逆四时者，春得肺脉，夏得肾脉，秋得心脉，冬得脾脉。其至皆悬绝沉涩者，命曰逆四时。未有脏形，于春夏而脉沉涩，秋冬而脉浮大，名曰逆四时也。王注：未有，谓未有脏脉之形状也。

春脉弦，得洪脉，至夏死；得涩脉，至秋死；得石脉，至冬死。以真脏之气先泄也。

邹丹元曰：春得肺脉，夏得肾脉，秋得心脉，冬得脾脉。然必悬绝沉涩者，正见此等脉，与常脉迥别。故不悬绝者，不可遽云死也，且其死，亦有期。

按：仲景云：二月得毛脉，至秋当死，是必待所胜者旺而后死也。又按：《平人气象论》云：春胃有毛曰秋病，毛甚曰今病等云云，是又以春与秋互对，夏与冬互对，与此稍不同，而皆不曰死，亦谓其不悬绝也。学者再取其病症参之，益了然矣。大抵春夏忌沉涩，秋冬忌浮大，此其要耳。

脉有溢覆关格

《三难》曰：关之前，阳之动也，脉当九分而浮。过者，法曰太过；减者，法曰不及。遂上鱼为溢，为外关内格，此阴乘之脉也。关以后，阴之动也，脉当一寸而沉。过者，法曰太过；

减者，法曰不及。遂入尺为覆，为内关外格，此阳乘之脉也。故曰覆溢，是其真脏之脉，人不病而死也。

庞安常曰：寸倍尺，为溢脉，一名外关，关以上外脉也，阴拒阳而出，名曰内格。自关以上，溢于鱼际，而关以后，脉伏行，阴壮乘阳，而阳竭则死，是寸口四倍于人迎。尺倍寸，为覆脉，一名内关，关以下，内脉也，阳拒阴而入，名曰外格。自关以下，覆入尺泽，而关以前，脉伏行，阳亢乘阴，而阴竭亦死，是人迎四倍于寸口。

《素问·六节脏象论》曰：人迎一盛，病在少阳。二盛，病在太阴。三盛，病在阳明。四盛已上，为格阳。寸口一盛，病在厥阴。二盛，病在少阴。三盛，病在太阴。四盛已上，为关阴。人迎与寸口俱盛四倍已上，为关格。关格之脉赢，不能极于天地之精气，则死矣。

脉有伏匿

《二十难》曰：阴阳更相乘，更相伏也。脉居阴部，而反阳脉见者，为阳乘阴也。脉虽时沉涩而短，此谓阳中伏阴也。脉居阳部，而反阴脉见者，此谓阴乘阳也。脉虽时浮滑而长，此谓阴中伏阳也。

张①注：尺部而见阳脉，乃阳乘于阴。阳脉之中，虽时沉涩而短，此阳中伏阴也。寸部而见阴脉，乃阴乘于阳。阴脉之中，虽时浮滑而长，此阴中伏阳也。

脉有禀赋

六阳脉，六部健旺；六阴脉，六部如丝。

---

① 张：指张世贤，明代医学家。字天成，号静斋。著有《图注八十一难经》。

杨仁斋①曰：阳脉虽病寒，常浮洪。阴脉虽病热，常微细。

钱君颖②曰：禀阳脏者便燥，能饮冷，恶辛辣，不受补剂，畏热，喜冷。禀阴脏者便溏，喜饮热，饮冷即泻，喜辣，畏凉，而受补剂。

张三锡曰：人肥白，脉多沉弱而濡，或滑，以形盛气虚，多湿痰故耳。人黑瘦，脉多数疾，或弦，以阴水不足，火常盛故耳。

伯仁曰：男子尺脉常弱，女子尺脉常盛。

丹溪曰：男子寸盛而尺弱，女子尺盛而寸弱。参黄子③曰：男子以阳为主，女子以阴为主也。

吴鹤皋曰：神气充实，一手或两手脉上鱼际，必寿。素无此脉，一旦见者，阴乘阳也，为逆气喘息。

脉有方宜

吴鹤皋曰：中原之地，四时异气，居民之脉，亦因时异。春弦夏洪，秋毛冬石，脉与时违，皆名曰病。东夷之地，四时皆春，其气暄和，民脉多缓。南夷之地，终年皆夏，其气炎蒸，民脉多大。西夷之人，终年皆秋，其气清肃，民脉多劲。北夷之地，终年皆冬，其气凛冽，民脉多石。东南卑湿，其脉软缓。居于高巅，亦西北也，西北高燥，其脉刚劲。居于污泽，亦东南也。南人北脉，所禀必刚。北人南脉，所禀必柔。东西不同，亦可类剖。《内经》曰：至高之地，冬气常在；至下之地，春气常存是也。

① 杨仁斋：南宋医学家。名士瀛，字登父，号仁斋。著有《仁斋直指方论》《仁斋直指小儿方论》《伤寒类书活人总括》《医学真经》《察脉总括》等。

② 钱君颖：明代医学家。名国宾，字君颖。著有《女科百病问答》《女科百病补遗》《备急良方》《寿世堂医案》。

③ 参黄子：明代医学家。名吴崑，字山甫，号鹤皋，自号参黄子。著有《医方考》《脉语》《黄帝内经素问吴注》《针方六集》等。

脉分男女

《十九难》曰：脉有逆顺，男女有恒而反者，何谓也？然，男子生于寅，寅为木，阳也；女子生于申，申为金，阴也。故男脉在关上，女脉在关下。是以男子尺脉恒弱，女子尺脉恒盛，是其常也。反者，男得女脉，女得男脉也。男得女脉为不足，病在内，左得之病在左，右得之病在右，随脉言之也。女得男脉，为太过，病在四肢，左得之病在左，右得之病在右，随脉言之，此之谓也。

邹丹源曰：按寅申之说，他书无考，推越人之意，倘亦以男为阳，为火，而火生在寅。女为阴，为水，而水生在申云耳。火炎上，故盛在关上；水流下，故盛在关下也。男得女脉者，谓尺盛而寸弱，此不足之明征，人所知也。女得男脉者，谓寸盛而尺弱，此谓太过，解者纷纷，殊不知病在四肢，非病在外之说也。盖男子血虚则尺盛，女子气郁则寸盛，男子血虚则脏气衰，女子气郁四肢烦热而不举也。其曰在左在右者，左则心肝肾之经，右则肺脾三焦之经也。又云：按诊法，诊男者先左，诊女者先右，非男女经脉有别也，从其阴阳，以察其盛衰也。

脉以左右分阴阳气血说

《千金翼》曰：凡妇人脉，常欲濡弱于丈夫，男左大为顺，女右大为顺。此以左右分阴阳也。

朱丹溪曰：肺主气，其脉居右寸，脾、胃、命门、三焦，各以气为变化运用，故皆附焉。心主血，其脉居左寸，肝、胆、肾、膀胱，皆精血之隧道笕①库，故皆附焉。男以气成胎，则

---

① 笕（guǎn）：同"管"。

气为主；女挟血成胎，则血为主。男子病右脉，充于左者，有胃气也，病虽重可治；女子病左脉，充于右者，有胃气也，病虽重可治。反此者，虚之甚也。

邹丹源曰：《千金》以左右分阴阳，此指男女无病时言也。丹溪以左右分气血，以男女病重后言也。然胃气二字，两手皆宜体察，诊当以《难经》为正耳。

又按：李梴①云：老喜反，脉当细濡涩。注云：男年八八喜尺旺，女年七七喜寸旺。细濡涩多寿，弦洪紧多病。推其意，以为男老气虚，细濡涩宜在寸；女老血虚，细濡涩宜在尺耳。然以为多寿而喜之，恐亦不然。老人之脉，以和长为吉，反之一字，终非正论，聊见于此，不另立条。

损至脉法

《十四难》曰：脉有损至。至之脉，一呼再至曰平，三至曰离经，四至曰夺精，五至曰死，六至曰命绝，此至之脉也。何谓损？一呼一至曰离经，二呼一至曰夺精，三呼一至曰死，四呼一至曰命绝，此损之脉也。至脉从下上，损脉从上下也。损脉之为病，一损损于皮毛，皮聚而毛落；二损损于血脉，血脉虚少，不能荣于五脏六腑；三损损于肌肉，肌肉削瘦，饮食不能为肌肤；四损损于筋，筋缓不能自收持；五损损于骨，骨痿不能起于床。反此者，至脉之病也。从上下者，骨痿不能起于床者死；从下上者，皮聚而毛落者死。治损之法，损其肺者，益其气；损其心者，调其荣卫；损其脾者，调其饮食；损其肝者，缓其中；损其肾者，益其精。此治损之法也。

马氏曰：损脉之病，自肺而之肾。至脉之病，自肾而之肺

---

① 李梴：明代医学家。字健斋。著有《医学入门》。

也。又曰：言治损之法，而治至之法可推。

邹丹源曰：损至之脉，即迟数之甚者也，《难经》此节既详明矣。乃其后又有伤热中雾露之说，而且极之五至、六至，且曰一呼五至，一吸五至，其人当困，虽困可治。

滑伯仁释之云：前之损至，以五脏自病，得之于内者言。后之损至，以经络血气为邪所中，自外得之者言。然均一损至也，岂内伤则五至曰死，而外感则五至可治乎？此必后人窜入之言。夫一呼四至，合之一吸，加之太息，且九至矣。外感虽多数，宁有踰①此者？五至曰死，犹宽言之也。考之《内经》曰：人一呼，脉四动以上曰死，脉绝不至曰死，乍疏乍数曰死。《内经》又有大损、中损、下损，盖以人形之长短，合脉之长短言。又言春得脾肺之脉，秋得肝心之脉为损。其言至，有魂至、魄至、神至、志至、意至，又以病形言矣。

按：此等处存之所以备考，学者不可泥观。

六经脉体

《平人气象论》云：太阳脉至，洪大以长。少阳脉至，乍数乍疏，乍短乍长。阳明脉至，浮大而短。

《至真要大论》曰：厥阴之至，其脉弦。少阴之至，其脉钩。太阴之至，其脉沉。少阳之至，大而浮。阳明之至，短而涩。太阳之至，大而长。

按：此二条之论，盖前言阴阳之盛衰，后分六气之专主，辞若稍异，义实相符也。

脉无胃气

《玉机真脏论》曰：脉弱以滑是有胃气。又曰：脉实以坚谓

---

① 踰：同"逾"。越过、超过。

之益甚。

《平人气象论》云：平人之常气禀于胃。胃者，平人之常气也。人无胃气曰逆，逆者死。又曰：人以水谷为本，故人绝水谷则死。脉无胃气亦死。所谓无胃气者，但得真脏脉，不得胃气也。所谓脉不得胃气者，肝不弦，肾不石也。

景岳曰：凡肝脉但弦，肾脉但石，名为真脏者，以其无胃气也。若肝当弦而不弦，肾当石而不石，总由谷气不至，亦以其无胃气也。此举肝肾而言，则五脏皆然。

无脉

久病无脉，气绝者死。暴病无脉，气郁可治。伤寒痛风，痰积经闭，忧惊折伤，关格吐利，气运不应，斯皆勿虑。

汪子良曰：伤寒头痛发热，一手或两手无脉，此寒邪在表，不得发越之故，必邪郁也，当表之。

丹溪治一妇，病疟食少，经不行已三月，诊之无脉，作虚治。觇①其梳洗言动如常，始悟经不行，非无血，痰所碍也；脉无，非气血衰，乃积痰生热，结伏其脉耳。当作实热治，与三黄丸，旬日食进，脉出，带微弦。谓胃气全，不药疟自愈，而经自行。令淡滋味，果应。

有因经滞者，脉法所谓寸关如故，尺脉绝者，此月不利也。

一人丧妻，右手全无，后忧释脉出。《经》云：忧伤肺也。

一人一手无脉，因询知打伤所致。

古人治一吐逆，二便不利，厥冷无脉，与大承气二剂，大便通，脉出安。

一疫病，面赤，舌白苔，小便数，大便秘，身如芒刺，六

---

① 觇（chān）：看，窥视。《说文解字》谓"觇，窥也"。

脉俱无，此欲作斑之候，投升麻葛根汤合生脉散，一服斑出，六脉见而安。

有内伤，右关弱，甚则隐而不见者；有中寒而脉无者，葱熨，并灸气海。此无脉而皆有可生之机，宜致思焉。

林慎庵曰：凡大吐后，有脉伏二三日不出者；有大痛后，气血凝滞，脉道壅阻而不出者。吐止，痛安，而脉自出，不可因其无脉，而遽断为死证也。

阴阳绝脉

《脉经》云：尺脉上不至关为阴绝，寸脉下不至关为阳绝。阴绝而阳微，死不治。若计其余命死生之期，以月节克之①也。

行尸内虚脉

仲景曰：脉病，人不病，名曰行尸，以无王②气，卒眩仆，不识人，则死。人病，脉不病，名曰内虚，以有谷③气，虽困无苦④。

祟脉

杨仁斋曰：祟家面色黯惨，脉乍大乍小，乍有乍无。又曰：祟家或邪视如淫，脉错杂不伦，或刮駃⑤暴至，或沉，或伏，或双弦，或钩啄，或衮⑥运，或横格，或促散，或尺部大于寸关，或关部大于寸尺，是皆染祟得之。刮駃钩啄多见于脾，洪运衮衮多见于肝，横格促散多见于心肺。大抵祟家心脉洪散，

---

① 月节克之：月令季节和疾病相克的时期。

② 王：原作"生"，据《伤寒论》改。

③ 谷：原作"生"，据《伤寒论》改。

④ 虽困无苦：原作"虽困无害"，据《伤寒论》改。

⑤ 駃（kuài）：同"快"。

⑥ 衮：同"滚"。

肝脉洪盛，尤可验焉。盖肝藏魂，心藏神，心虚则惊惕昏迷，神不守舍，而邪气得以入其魂耳。

皇甫氏曰：初病便谵语，六部无脉，然切大指之下，寸口之上，却有动脉，谓之鬼脉。

李氏①曰：脉息迟伏，或为鸟喙，或绵绵不知度数，而颜色不变，皆鬼邪为病也。其状不欲见人，如有对晤时独言笑，或向隅悲泣是也。《图说》②曰：凡鬼祟附着之脉，两手乍长乍短，乍密乍疏，乍沉乍浮。阳邪来见，脉则浮洪；阴邪来见，脉则沉紧；鬼疰客忤，三部皆滑，洪大嫋嫋音鸟，沉沉泽泽，或沉而不至寸，或三部皆紧急，但与病证不相应者，皆五尸、鬼邪、遁尸、尸疰之所为也。

吕沧洲③治一女子不月如娠者，曰：面色乍赤乍白者，愧也；脉来乍大乍小者，祟也。非有异梦，则灵鬼所凭耳，与桃仁煎，下虾血如豚肝状六七枚，俱有窍如鱼而愈。

痰证似祟脉

王隐君④曰：病势消烁殆尽，气不能相续，脉动无常，固名死证。其或痰凝气滞，关格不通，则脉亦有不动者；有二三路乱动，时有时无者；或尺寸一有一无者；或关脉绝不见者；

① 李氏：指李杲，字明之，号东垣老人。元代医学家。著有《内外伤辨惑论》《脾胃论》《兰室秘藏》《医学发明》《东垣试效方》《活法机要》等。

② 《图说》：指《脉诀指掌病式图说》。元·李杲撰（一说朱震亨撰）。

③ 吕沧洲：元末明初医学家。名吕复，字元膺，晚号沧州翁。著有《群经古方论》《论诸医》《内经或问》《灵枢经脉笺》《切脉枢要》《难经附说》《长沙伤寒十释》《运气常变释》等。

④ 王隐君：元代医学家。名珪，字均章，号逸人，又号洞虚子、中阳老人。因其隐居于虞山，故后世以"隐君"称之。著有《泰定养生主论》《道德经注》《还原奥旨》《四书道统》《山居幽兴集》等。

有素禀痰气，不时而然者；有僵仆暴中而然者，皆非死脉也。

林慎庵曰：先哲云怪症之为痰，从"怪"字而推，则痰证之类祟明矣。况痰脉无常，亦类祟脉，因脉症之形似，人多误治而不觉。丹溪云：血气者，身之神也，神既衰乏，邪因而入，理或有之。若夫气血既亏，痰客中焦，妨碍升降，不得运用，以致十二官俱失其职，视听言动，皆有虚妄，以邪治之，焉能愈病。以愚视之，不但不能愈，因而误治致毙，亦复不少，就丹溪治金氏妇一案可知矣。脉症既已雷同，下手从何辨识，此等关头，神而明之，存乎其人，正难以语言道也。

怪脉

弹石脉，按举劈劈然，如指弹石。雀啄脉，如雀啄食，连三五至忽止，良久复来。屋漏脉，如残漏，良久一滴。虾游脉，始则冉冉不动，沉时忽一浮。解索脉，指下散乱无次第。鱼翔脉，其脉本不动而末强摇。釜沸脉，如釜中水，火燃而沸，有出无入。

薛氏[1]曰：雀啄诸脉，若因药克伐所致，急投大补，多有获生者。

仲景辨脉体状

脉蔼蔼如车盖者，名曰阳结也。大而厌厌聂聂，为阳气郁结于外，不与阴气和杂也。脉累累[2]如循长竿者，名曰阴结也。连连强直，为阴气郁结于内，不与阳气和杂者也。脉瞥瞥如羹上肥者，阳气微也。

---

① 薛氏：指薛己，明代医学家。字新甫，号立斋。著有《外科枢要》《内科摘要》《女科撮要》《疬疡机要》《正体类要》《口齿类要》等。

② 纍（léi）：缠绕，攀援。《诗经·周南·樛木》："南有樛木，葛藟纍之。"

脉萦萦^①如蜘蛛丝者，阳气衰也。脉绵绵如泻漆之绝者，亡其血也。泻漆之绝，前大后小也。脉阳气前至，阴气后至，前大后细，则阳气有余，阴气不足，故知亡血也。

高章纲惵^②卑损脉

仲景曰：寸口卫气盛，名曰高。荣气盛，名曰章。高章相搏，名曰纲。卫气弱，名曰惵。荣气弱，名曰卑。惵卑相搏，名曰损。

张石顽曰：高者，自尺内上溢于寸，指下涌涌，既浮且大，而按之不衰。以卫出下焦，行胃上口，至手太阴，故寸口盛满，因名曰高。章者，自筋骨外显于关，应指逼逼，既动且滑，而按之益坚。以营出中焦，亦并胃口而出上焦，故寸关实满，因名曰章。纲者，高章兼该^③之象，故为相搏，搏则邪正交攻，脉来数盛，直以纲字揭之。惵者，寸口微滑，而按之软弱，举指瞥瞥，似数而仍力微。以卫气主表，表虚不能胜邪，故有似乎心中怵惕之状，因以惵字喻之。卑者，诸脉皆不应指，常兼沉涩之形，而按之隐隐，似伏而且涩艰。以营气主里，里虚则阳气不振，故脉不显，有似妾妇之卑屑，不能自主，故以卑字譬之。损者，惵卑交参之谓，故为相搏，搏则邪正俱殆，脉转衰微，直以损字呼之。纲者，诸邪有余之纲领。损者，诸虚渐积之损伤。高、章、惵、卑四字，体贴营卫之盛衰，虽六者并举，而其所主实在纲损二脉也。

---

① 萦萦（yíng yíng）：缠绕貌。

② 惵（dié）：惧怕，恐惧。唐·章怀太子注《后汉书·窦皇后纪》："惵，惧也。"

③ 兼该：兼备。

残贼脉

仲景《辨脉法》曰：脉有残贼脉，何谓也？曰：弦、紧、浮、滑、沉、涩，此六者，名为残贼，能为诸脉作病也。

程郊倩[1]曰：残贼，乃暴虐之名，脉中有此，当属实邪，然亦有辨。残则明伤，作病于暴，属实者多。贼则暗袭，作病于渐，属虚者半。弦、紧、浮、滑、涩、沉六者，不论何部，脉中兼见此脉，辄防邪至。凡伤寒、疟痢之类，种种皆是，在虚人尤为可虑。

厥脉

仲景曰：伤寒，脉阴阳俱紧，恶寒发热，则脉欲厥。厥者，脉初大渐渐小，更来渐渐大，是其候也。如此脉，恶寒甚者，翕翕汗出，喉中痛。热多者，目赤脉多，睛不慧，医复发之，咽中则伤，若复下之，则两目闭。寒多者便清谷，热者便脓血，若熏之则身发黄，若熨之则咽燥，若小便利者可救之，小便难者为危殆。

成无己[2]曰：此少阴太阳俱感邪也。

林慎庵曰：此节脉书多不见收，岂其不常有耶，附此以俟讲究。

异脉

张石顽曰：异脉者，乖戾不和，索然无气，不与寻常诸脉相类。《内经·大奇论》贯列诸条，摹[3]写最微，苟非逐一稽研，乌能心领神会。如心脉满大，痫瘛筋挛；肝脉小急，痫瘛

---

① 程郊倩：清初医学家，名应旄，字郊倩。著有《伤寒论后条辨》。

② 成无己：金代医学家。著有《注解伤寒论》《伤寒明理论》《伤寒明理药方论》。

③ 摹：原作"摸"，据《诊宗三昧》改。

筋挛。二条见症皆同，而脉象迥异，受病各别，其同病异治等法，良有见乎此也。若肝脉骛暴，有所惊骇，脉不至，若瘖，皆惊气失常，所以肝脉驰骤，气平自已，毋治也。肾脉小急，肝脉小急，心脉小急，不鼓皆为瘕。言诸经之脉，皆有小急，但以按之不鼓者为瘕。若纵之鼓指，又为火伏之象，非瘕也。肾肝并沉为石水，并浮为风水，并虚为死，并小弦欲惊。并者，六位皆然，非见一二部也。水脉当沉，以风势鼓激则浮，浮则重按不乏，虚则按之即空。以水气内蓄，不当并见虚脉，故死。并小弦欲惊者，以少阳生气，为阴邪所埋，故惕惕如惊，而实非惊也。肾脉大急沉，肝脉大急沉，皆为疝。心脉搏滑急为心疝，肺脉沉搏为肺疝，疝脉无不弦急者。观下文三阳急为瘕，三阴急为疝，则疝瘕之阴阳辨治，可了然矣。二阴急为痫厥，厥属肾，而痫属心包也。二阳急为惊，闻木音则惕然而惊也。脾脉外鼓沉为肠澼，久自已；肝脉小缓为肠澼，易治；肾脉小搏沉，为肠澼下血，血温身热者死；心肝澼亦下血，二脏同病者可治。其脉小沉涩为肠澼，其身热者死，热见七日死。肠澼之脉，总以缓小为易治，坚搏为难治。外鼓沉者，言虽浮大而根气不乏也。小搏沉者，阴邪内注而脉显阴象，不当复见虚阳外扰也。心肝二脏，木火同气，故同病者易治。脾肾同病，为土崩水竭，故死不治。胃脉沉鼓涩，胃外鼓大，心脉小坚急，皆鬲①偏枯。男子发左，女子发右，不瘖，舌转可治，三十日起。其从者瘖，三岁起。年不满二十者，三岁死。言胃脉重按则涩，浮取则大，阴血受伤而阳气失守也。心脉小坚急，阴邪

---

① 鬲：《全生指迷方》改为"为"，道光本《成方切用》改为"属"，皆可从。

胜而上侮君主也。胃气既伤，血脉又病，故心下痞鬲，而半体偏枯也。偏枯以男子发左，女子发右为逆。然虽逆，而非不治也。如不瘖舌转，非脏受病，见证虽逆，治亦易起。若瘖不能言，肾气内亏，证虽不逆，治亦难痊。若年不满二十，气血方盛之时，而见偏废之疾，此根气之夭，不出三年必死也。脉至而搏，血衄身热者死。脉来悬钩浮，为常脉。血衄身热，而脉来搏指，虚阳外脱，阴血内亡，安得不死？脉来悬钩浮，言浮而中空之状，隐然言外。脉至如喘，名暴厥。暴厥者，不知与人言。言暴逆气浮，故脉喘喘乏力，肾气不能下守可知。脉至如数，使人暴惊，三四日自已。言暴惊气乱，故脉至如数，而实未常数，故不须治。脉至浮合，浮合如数，言一息十至以上，如浮波之合，后至凌前，虚疾而动无常候，是经气予不足也。脉至如火薪然，言浮数而散，瞥瞥如羹上肥，是心精之予夺也。脉至如散叶，言飘忽无根，是肝气予虚也。脉至如省客，省客者，言如省问之客，乍见欲言，而迟疑不吐，故以"脉塞而鼓"四字体贴之，是肾气予不足也。脉至如丸泥，言指下动滑，如循薏苡子，是胃精予不足也。脉至如横格，言坚强如横木之拒于指下，是胆气予不足也。脉至如弦缕，言弦急而强，如转索之状，是胞精予不足也。脉至如交漆，交漆者，左右傍至也，言指下艰涩不前，重按则不由正道而出，或前大后细，与绵绵如泻漆之绝互发。脉至如涌泉，言寸口洪盛，如泉出穴之涌，而按之散漫，浮鼓肌中，太阳气予不足也。脉至如颓土之状，言涩大模糊，如雨中颓土，按之不得，是肌气予不足也。脉至如悬雍，悬雍者，浮揣切之益大，重按即无，故以腭间下垂之肉喻之，是十二俞之予不足也。脉至如偃刀，偃刀者，浮之小急，按之坚大急，五脏菀热，寒热独并于肾也。脉至如丸，滑不直手，按之不可得，是大肠气予不足也。脉至如华者，言如花之虚浮，令人善恐，不欲坐卧，行立常听，是小肠气予不足也。如上诸脉，古圣目之大奇，洵非寻常可拟。余尝反覆互参，始得其旨。前九条咸以脉证异同，究其病之所属。如脾脉外鼓沉，及胃脉沉鼓涩，胃外鼓大之脉，皆仿佛而为病迥殊。后十四条又以指下乖异，辨诸经之气予不足，而悉予之短期。近世但知弹石、解索、雀啄、屋漏、鱼翔、虾游，谓之六绝。若浮合等脉，真脏七诊，茫然不知何义，而漫治取谤者有之。多有病本濒危，药之不应，而显绝脉绝证。如病人身热脉大，服药后忽然微细欲绝，厥冷下利，呃逆不止①者死，脉转躁疾亦死。病人厥逆下利，脉微欲绝，服药后脉暴出者死。与厥逆下利，本不能食，今骤能食，为除中者死同义。又脉来忽沉忽浮，乍疏②乍数，来去无次，皆不可治。《经》谓不大不小，病犹可治，其有大小者，为难治也。真脏者，独弦、独钩、独毛、独石、独代，而指下坚强，绝无和缓之象，脏气病气，打成一片，故曰真脏，见之必死。七诊者，独大、独小、独迟、独疾，诸部皆然，非一部两部见病脉也。独热者，尺炬然热；独寒者，尺肤寒是也；独陷下者，诸部皆陷伏不应也。真脏悉为死候，七诊犹为病脉，其所重全在胃气。胃主肌肉，故言形肉已脱，九候虽调，犹死。七诊虽见，九候皆从者不死。胃为五脏之本也，若有七诊之病，其脉候亦败者死矣。并辑于此，欲人贯彻其旨，庶无轻诺许治之失。

冲阳太溪太冲脉

《医宗必读》曰：冲阳者，胃脉也，在足跗即脚面也上五寸

---

① 止：原作"至"，据《诊宗三昧》改。
② 疏：原作"躁"，据《诊宗三昧》改。

骨间动脉上，去陷谷三寸。盖土者，万物之母，冲阳脉不衰，胃气犹在，病虽危，尚可生也。然于旺中又忌弦急，弦急者，肝脉也。若见此脉，为木来克土，谓之贼邪，不治。太溪者，肾脉也，在足内踝后跟骨即足蹠后两傍圆骨，俗名孤拐骨上动脉陷中。盖水者，天一之元，太溪不衰，肾犹未绝，病虽危，尚可生也。太冲者，肝脉也，在足大指本节后二寸陷中。盖肝者，东方木也，生物之始，此脉不衰，则生生之机尚可望也，女人专以此为主。

张石顽曰：冲阳、太溪，皆足之动脉，是即仲景趺阳、少阴也。仲景以此本属胃与肾脉，虽变其名，仍当气口尺中诊之。脉法以寸口、趺阳、少阴三者并列而论，是即寸关尺三部之别号，但未明言其故耳。喻嘉言释仲景《平脉》首条云：条中明说三部，即后面趺阳、少阴，俱指关尺而言。然何以止言趺阳、少阴？盖两寸主乎上焦，营卫之所司，不能偏于轻重，故言寸口。两关主乎中焦，脾胃之所司，宜重在右，故言趺阳。两尺主乎下焦，宜重在左，故言少阴。此先得我心之所同然。况二处动脉，仅可求其绝于不绝，断不能推原某脉主某病也。设闺中处子，而欲按其足上之脉，殊为未便。

罗东逸曰：趺阳者，穴之动脉，在足趺三寸之间，是胃脉之下行，复上与太冲之脉合，故得先后天并符之气会合于此，为人之根柢，死生之诊，于是最切。故仲景法趺阳与少阴同诊并取，以决百病。今人废之，此仲景所斥为"按手不及足"之庸工也。

命门三焦脉

《诊宗三昧》曰：所谓命门者，即三焦真火之别名，以其职司腐熟之令，故谓三焦。岐伯曰：寸以射上焦，关以射中焦，尺以射下焦者，自下而射于上，其脉即分属寸关尺。凡鼓动之机，靡不本诸三焦，则知六部之中，部部不离三焦之气也。三焦为真火之源，故有命门之号。《难经》独以右尺当之，而《脉诀》复有男女左右之分。男以精气为主，故左尺为命门；女以精血为主，故右尺为命门。是命门之诊，尤重在乎尺内也。

神门脉

《诊宗三昧》曰：神门之脉有二。王氏云：神门决断，两在关后者，是指尺中肾脉而言也，是即命门，故于尺中求之。越人云：人之有尺，犹树之有根，若肾脉独败，是无根矣。此与诸脉之重按有力为有根脉象迥异，而为肾气之所司则一也。《内经·气交变论》中"岁水太过"一节，内有"神门绝者死不治"，是指心经动脉而言，水胜而火绝也。其穴在掌后兑骨之端，不可附会牵合而致疑殆。

反关脉

《素问·大奇论》曰：脾脉外鼓沉，为肠澼，久自已。胃脉外鼓大，鬲偏枯①。王启元②注云：外鼓，谓不当尺寸而鼓击于臂外。

邹丹源曰：此即反关脉，谓其不行于关上，而见于关外，故曰反关也。其部位取法亦与正同，然有两手俱反者，有只一手反者。《内经》此节特脾胃一部之主法，若心肺肝肾，亦可以三隅反矣。然溯其所自，亦不外乎肺朝百脉之义，但其所致，必有所由。或赋形之初偶有感变，而致脉道易位者，此先天之

---

① 鬲偏枯：病名。指因气血俱病，否鬲不通而致的半身不遂。
② 王启元：唐代医学家。名王冰，号启玄子，又作启元子。著有《重广补注黄帝内经素问》。

变也；或形生之后，因惊扑、因病药，而脉道外走者，此后天之失也。

《诊宗三昧》曰：凡脉之反关者，皆由脉道阻碍，故易位而见，自不能条畅如平常之脉。其反关之因，各有不同，而反关之状，亦自不一。有胎息中惊恐颠仆而反关者；有襁褓束缚致损而反关者；有幼时跌扑动经而反关者；有龆_{音迢}龀①_{音衬}疳积，伐肝太过，目连劄②，而左手偏小，有似反关者；有大惊丧志，死绝复苏而反关者；有一手反关者；有两手反关者；有从关斜走至寸而反关者；有反于内侧近大陵而上者；有六部原有如丝，而阳溪列缺别有一脉，大于正位者；有平时正取侧取俱无，覆手取之而得者；有因病而正取无脉，覆手诊之乃得者，总皆阴阳伏匿之象。有伤寒欲作战汗，脉伏而误认反关者。大抵反关之脉，沉细不及，十常八九，坚强太过者，十无二三。欲求适中之道，卒不易得也。亦有诸部细小不振，中有一粒如珠者，此经脉阻结于其处之状。故其脉较平人细小者为反关之常，较平人反大者绝少，不可以为指下变异，谓之怪脉也。凡遇反关殊异平常之脉，须细询。其较之平时稍大，即为邪盛，比之平时愈小，即为气衰，更以所见诸症参之。

附记：孙兆诊开宝寺僧，左手无脉，乃转左臂上得之，而息至如常。孙曰：意是少年时，曾有惊扑，震动心神，故脉道外移，则不能复。今气血已定，自不复归，非有病也。僧曰：然，某襁褓时，两受扑，皆几绝，今宜脉之失道，非有疾也。闻公神于医，聊试耳。

---

① 龆龀：儿童乳齿脱落，更换新齿的年纪。

② 目连劄：病名。以胞睑频频眨动，不能自主控制为主要表现。

反诊脉

《脉经》曰：寸口脉沉着骨，反仰其手乃得之，此肾脉也。动若少腹痛，腰体酸，癫疾，刺肾俞，入七分，又刺阴维，入五分。

林慎庵曰：按：此乃反诊之脉，非反关也。反仰其手，谓仰医者之手，非仰病人之手也。古人诊病，必仰病人之手而诊，医者覆其手以候，惟反诊异是，覆其病人之手，医者乃仰手而取，则得其脉矣。此外，惟南北二政之岁，三阴司天在泉，尺寸有不应者，反其诊则见矣。不应者，脉极沉，不应胗[1]也。覆病人手诊之则脉见，非无脉也。舍此外，无覆手之诊。

南北政司天在泉不应之诊

《汇辨》云：南北二政，其面不同，司天在泉，移位相从。甲己之岁，是为南政。三阴司天，则寸不应；三阴在泉，则尺不应。乙庚丙辛，丁壬戊癸，斯八岁者，皆曰北政。三阴司天，则尺不应；三阴在泉，则寸不应。南政之岁，厥阴司天，则右不应；太阴司天，则左不应。北政之岁，厥阴在泉，则右不应；太阴在泉，则左不应；不应之位，皆少阴也。诸部不应，反诊较之。

不应之脉，皆在两寸两尺，一为手少阴心经，一为足少阴肾经也。凡南政之应在寸者，则北政应在尺；北政之应在寸者，则南政应在尺。值此不应之脉，乃岁运合宜，命曰天和之脉，不必求治。若误治之，反伐天和矣。

不应有尺寸反左右交

尺当不应而反浮大，寸当浮大而反沉细，寸当不应而反浮大，尺当浮大而反沉细，是为尺寸反者，死。右当不应而反浮

---

① 胗：同"诊"。

大，左当浮大而反沉细，左当不应而反浮大，右当浮大而反沉细，是谓左右交者，死。

经产脉

张石顽曰：妇人之脉，惟经候胎产异于男子，他无所殊也。若肾脉微涩，或左手关后尺内脉浮，或肝脉沉而急，或尺脉滑而断绝不匀，皆经闭不调之候。如体弱之妇，脉常微弱，但尺内按之不绝，便是有子。月断呕逆不食，六脉不病，亦为有子。所以然者，体弱而脉难显也。《脉经》曰：妇人脉，三部浮沉正等，按之不绝，无他病而不月者，妊子也。尺数而旺者亦然。《内经》曰：何以知怀子之且生？身有病而无邪脉也。又云：阴搏阳别，谓之有子。言尺内阴脉搏指，与寸口阳脉迥别，其中有阳象也。阴阳相彀鹁①，故能有子。阴虚阳搏谓之崩，言尺内虚大弦数，当内崩而血下。若消瘦喘息，月事不来者，二阳之病发心脾也。妇人不月，脉来滑疾，重手按之散者，胎已三月也。和滑而代者，此二②月余之胎息也。重手按之，滑疾而不散者，五月也。妊娠四月，欲知男女法，古人悉以左手滑大为男，右手滑大为女，两尺俱滑大为双胎。然往往有左寸动滑为男者，以经行血泻，阴常不足，不可执于尺内滑大方为胎脉之例。《经》云：妇人手少阴脉动甚者，妊子也。寸为阳位，故见动滑则为血充而显阳象。左叶熊罴③，右应鸾凰④之兆，可预

① 彀鹁（kòu bó）：彀，须母鸟哺食的雏鸟；鹁，鸟，羽毛黑褐色，俗称"水鹁鸪"，亦称"鹁姑""鹁鸠"。彀鹁，此处引申为"相合"之义。

② 二：原作"三"，据《诊宗三昧》改。

③ 熊罴（pí）：二者皆为猛兽，喻为勇士或雄师劲旅，也可视为生男之兆。典出《诗经·小雅·斯干》。

④ 鸾凰：二者皆为古代的祥瑞神鸟，喻贤士淑女。

卜而无疑也。凡妇人经水三月不来，诊其脉，两手浮大，两关滑利，两尺滑实而带数，此胎脉也。若有形而不动，或当脐下翕翕微动，如抱瓮之状，按之冰冷，又两尺乍大乍小，乍有乍无，或浮或沉，或动或止，早暮不同者，乃鬼胎也。须连视二三日乃见，宜补气活血，温养脾胃，则气行经自通矣。若脉来疾如风雨乱点，忽然而止，久之复来如初者，是夜叉胎也。亦有左关之脉，指下见两歧而产夜叉者，总与平常之脉不类也。妊娠脉弱，防其胎堕，以气血无养也，急宜补养。若弦急亦堕，是火盛也。孕妇脉沉细弦急，憎寒壮热，唇口俱青黑，是胎气损也。当问胎动否，若不动，反觉上抢心，闷绝，按之冰冷者，当作死胎治之。妇人经断有躯，其脉弦者，后必大下，不成胎也。然因病脉弦，又当保胎为务，气旺则弦自退矣。妇人尺脉微迟为居经，月事三月一下，血气不足故也。妇人尺脉微弱而涩，少腹恶寒，年少得之为无子，年大得之为绝孕。若因病而脉涩者，胎多难保。凡妊娠外感风邪，脉宜缓滑流利，最忌虚涩躁急。虚涩则不固，躁急则热盛伤胎，多难治也。胎前下利，脉宜滑小，不宜洪数，洪数则防其胎堕，堕后七日多凶。治疗之法，攻积必死，兜涩亦死，急宜伏龙肝汤煎温养脾胃药，多有得生者。凡妊娠之脉，宜实大有力，忌沉细、弦急、虚涩。半产漏下宜细小流连，忌急实断绝不匀。临产宜滑数离经，忌虚迟、弦细、短涩。产后宜沉小微弱，忌急实洪数不调。新产伤阴出血不止，尺脉不能上关者死。新产中风热病，脉宜浮弱和缓，忌小急悬绝。崩漏不止，脉宜细小芤迟，忌虚涩数实。凡诊妇人室女伤寒热病，须问经事若何，产后须问恶露多少，及少腹中有无结块。此大法也。

《脉经》云：妇人妊娠，其左乳房有核是男，右乳房有核是女。又曰：妊妇前行或上圊①时，夫从后急呼之，左回首是男，右回首是女。又曰：妇人怀妊离经，其脉浮，设腹痛引腰脊，为今欲生也。妇人欲生，其脉离经，夜半觉，日中则生也。离经者，离乎经常之脉也。《诊宗三昧》曰：临产，脉滑疾者，曰离经。

太素

李士材曰：脉法倡自岐黄，不过测病情，决生死而已，安得有所谓《太素》哉。自杨上善主《太素脉法》，征休征咎②，比于神灵，而有验有不验者，何也？皆风鉴③者流，托名《太素》，以神其说耳，学者勿为邪说所惑也。然亦有可采之句，如曰：脉形圆净，至数分明，谓之清；脉形散涩，至数模糊，谓之浊。质清脉清，富贵而多喜；质浊脉浊，贫贱而多忧；质清脉浊，外富贵而内贫贱，失意处多，得意处少也。质浊脉清，外贫贱而内富贵，得意处多，失意处少也。富贵而寿，脉清而长；贫贱而夭，脉浊而促。清而促者，富贵而夭；浊而长者，贫贱而寿。此皆可采之句，然亦不能外乎风鉴也。与吴鹤皋之说同。

彭用光④曰：论贵贱切脉之清浊，论穷通切脉之滑涩，论寿夭以浮沉，论时运以衰旺，论吉凶以缓急，亦皆仿佛《灵枢》虚实攻补，法天、法地、法人之奥旨。凡人两手清微如无脉者，此纯阴脉。有两手俱洪大者，此纯阳脉，均主贵。

---

① 圊（qīng）：厕所。

② 征休征咎：休，吉兆；咎，凶兆。探查吉凶祸福。

③ 风鉴：谈相论命，相面术，风水术。

④ 彭用光：明代医家。著有《体仁汇编》《潜溪续编伤寒蕴要》《简易普济良方》《简易便览眼目方》《原幼心法》等。

奇经络脉

张石顽曰：十二经者，经脉之常度也。其源各从脏腑而发，虽有枝别，其实一气贯通，曾无间断。其经皆直行上下，故谓之经。十五络者，经脉之联属也，其端各从经脉而发，头绪散浸不一，非若经脉之如环无端也。以其斜行左右，遂名曰络。奇经为诸经之别贯，经经自为起止，各司前后上下之阴阳血气，不主一脏一腑，随邪气之满溢而为病。故脉之发现诸部，皆乖戾不和。是以古圣以奇字称之，非若经气之常升，络气之常降也。所以者何？盖缘经起中焦，恒随营气下行极而上，故随其诊在寸。络起下焦，恒附营气上行极而下，故其诊在尺。虽《经》有明论，而世罕究其旨者。《通评虚实论》云：经络皆实，寸脉急而尺缓。言经中所受之邪，既随经而盛于上，络气虽实，当无下陷之邪，则尺脉不为之实满矣。次云：络气不足，经气有余，脉口热满，尺部寒涩，有余则热满。是指邪气而言，非经气之充实也。不足则寒涩，络气本虚之验也。又云：经虚络满者，尺部热满，脉口寒涩。络满亦指邪气，以经中之邪陷于络，故尺部为之热满也。按《金匮》云：极寒伤经，极热伤络。盖经①受寒邪而发热，络受热邪而传次，溢入于奇经矣。然经络之脉，虽各有疆界，各有司属，各有交会，而实混然一区。全在大气鼓运，营血灌注，方无偏胜竭绝之虞。《经》云：气主煦之，血主濡之。又言：邪在气，气为是动；邪在血，血为所生病。是以十二经脉，各以分隶气血之所属也。其经络二字，方书中靡不并举，曷知络脉皆不离本经之部分。虽十二经外别有阴络、阳络、脾之大络等种，而为病亦不殊本经之血气

---

① 经：原作"金"，据《诊宗三昧》改。

也。盖络脉之病，虽略亚于本经，然邪伏幽隐，气难升散，不似经脉之循经上下，易于开发。而奇经又为十二经之约束，若脏气安和，经脉调畅，八脉之形无从而见也。即经络受邪，不至满溢，与奇经亦无预也。惟是经络之邪热满，势必溢入于奇经，所以越人有"沟渠满溢，诸经不能复拘"① 之喻。吾尝考诸《内经》，言冲脉直上直下而中央牢，病苦逆气里急；督脉直上直下而中央浮，病苦脊强不得俯仰；任脉横②寸口边，丸丸紧细而长，病苦少腹切痛，男子内结七疝，女子带下瘕聚；阳维尺外斜上至寸而浮，病苦寒热，溶溶不能自收持；阴维尺内斜上至寸而沉，病苦心痛，怅然失志；阳跷寸口左右弹，浮而细绵绵，病苦阴缓而阳急；阴跷尺内左右弹，沉而细绵绵，病苦阳缓而阴急；带脉中部左右弹而横滑，病苦腹痛，腰溶溶若坐水中。《内经》所言奇经之脉象如是。凡遇五痫七疝，项背痉强，发歇不时，外内无定之症，刚劲不伦，殊异寻常之脉，便于奇经中求之。

王叔和曰：冲脉用事，则十二经不复朝于寸口，其人若恍惚狂痴。任脉主病，为少腹绕脐下引阴中痛，苦腹中有气如指，上抢心，不得俛③仰拘急。督脉主病，为腰脊强痛，不得俯仰，大人癫病，小儿风痫。阳维主病，动苦肌肉痹痒，皮肤痛，下部不仁，汗出而寒，又苦癫仆羊鸣，手足相引，甚者失音不能言，宜取客主人。阴维主病，动苦癫痫僵仆羊鸣，又苦僵仆失音，肌肉痹痒，应时自发，汗出恶风，身洗洗然也，取阳白、金门、仆参。又曰：阴维脉沉大而实者，主胸中痛，胁下支满，

---

① 沟渠满溢，诸经不能复拘：典出《难经·二十七难》。
② 横：原文脱漏，据《诊宗三昧》改。
③ 俛（fǔ）：同"俯"。

心痛。脉如贯珠者，男子两胁下实，腰中痛，女子阴中痛，如有疮状。阳跷主病，苦腰背痛，癫痫僵仆，恶风偏枯，瘭①痹体强。阴跷主病，苦癫痫寒热，皮肤淫痹，少腹痛，里急，腰及髋窌②下连阴痛，男子阴疝，女子漏下。

东垣曰：凡逆气上冲，或兼里急，或作躁热，皆冲脉逆也，宜补中益气加知柏。

《明堂针灸经》曰：带脉主病，女人少腹痛，里急瘈疭，月事不调，赤白带下。

杨氏③曰：带脉总束诸脉，使不妄行，如人束带而前垂。此脉若固，即无带下漏经之症矣。

李东璧④曰：阳维主一身之表，阴维主一身之里，阳跷主一身左右之阳，阴跷主一身左右之阴，督主身后之阳，任冲主身前之阴，带脉横束诸脉也。

洁古⑤云：卫为阳，主表，阳维受邪，为病在表，故苦寒热。营为阴，主里，阴维受邪，为病在里，故苦心痛。阴阳相维，则营卫和谐，营卫不谐，则怅然失志，不能自收持矣。

脉神章

景岳曰：脉者，血气之神，邪正之鉴也。有诸中必形诸外，故血气盛者脉必盛，血气衰者脉必衰。无病脉正，有病脉乖。

---

① 瘭（qún）：病名，手足麻痹。
② 窌（liáo）：同"髎"。
③ 杨氏：指杨上善。隋唐医学家。著有《黄帝内经太素》。
④ 李东璧：明代医学家。名时珍，字东璧，号濒湖。著有《本草纲目》。
⑤ 洁古：金代医学家。名张元素，字洁古。著有《医学启源》《脏腑标本寒热虚实用药式》《药注难经》《医方》《洁古本草》《洁古家珍》《珍珠囊》等。

人之疾病，无过表、里、虚、实、寒、热六字，其中只虚实两字，足以尽之。盖表证、里证、寒证、热证，无不皆有虚实。既知表里寒热，而能以虚实二字决之，则千万病情，皆可一贯矣。治病之法无踰攻补，用攻用补无踰虚实，欲察虚实无踰脉息。虽脉之浮沉、主病各异，然一脉能兼诸病，一证能兼诸脉，且以诸脉中皆有虚实之变。病值危疑，在乎能辨虚实，使虚实得真，则标本阴阳，万无一失。或脉有疑似，必兼证以察，其孰主孰客，孰缓孰急，能知本末先后，是即神之至矣。

卷七

切　诊

论脉象

浮脉

《诊宗三昧》曰：浮脉者，下指即显浮象，按之稍减而不空，举之泛泛而流利，不似虚脉之按之不振，芤脉之寻之中空，濡脉之丝软无力也。

景岳曰：浮脉，举之有余，按之不足，为阳。凡洪大芤革之属，皆其类也。为中气虚，为阴不足。浮大为伤风，浮紧为伤寒，浮缓为风湿，浮虚为伤暑，浮芤为失血，浮滑为痰食，浮数为风热，浮洪为虚火[1]，虽有分司，全在活法，不可执一也。虽浮为在表，然有正真风寒外感，脉反不浮者，其有紧数而略兼浮者，便是表邪，必发热无汗，身有酸疼，是其候也。若浮而兼缓，多有非表邪者。

罗赤城[2]曰：浮兼数为风热，有力为实邪，宜清凉散解。不数及无力，属不足，虽有外邪，补散兼之。[3]

张石顽曰：浮为经络肌表之应。邪袭三阳经中，故脉浮，然必人迎浮盛乃为确候。若气口反盛，又为痰气逆满之征，否则平素右手偏旺之故。有始病不浮，病久而脉反浮者，此中气

---

① 虚火：《景岳全书》原文为"狂躁"。

② 罗赤诚：明代医学家。字德甫，一字慕斋，又作慕庵，号赤诚。著有《医学粹言》。

③ 原书"论脉象"至"补散兼之"段重出于卷六末，依据内容体例，卷六重出部分删之。

亏乏，不能内守，反见虚痞之兆。若浮而按之渐衰，不能无假象之虞。

沉脉

《诊宗三昧》曰：沉脉者，轻取不应，重按乃得，举指减小，更按益力，纵之不即应指，不似实脉之举指逼逼，伏脉之匿于筋下也。

景岳曰：沉脉轻取不见，重手乃得，为阴。凡细小隐伏反关之属，皆其类也，为阳郁之候。沉细为少气，为寒饮，为胃中冷，为腰脚痛，为疝癖；沉迟为痼冷，为精寒；沉滑为宿食，为伏痰；沉伏为吐利，为胸腹痛；沉数为内热；沉弦沉紧为心腹小肠痛。沉虽属里，然必察其有力无力，以辨虚实。沉而实者多滞多气，故曰下手脉沉便知是气。气停积滞者，宜消宜攻。沉而虚者，因阳不达，因气不舒。阳虚气陷者，宜温宜补。其有寒邪外感，阳为阴蔽，脉见沉紧而数，及有头疼、身热等症，正属表邪，不得以沉为里也。

张石顽曰：沉为脏腑筋骨之应。阳气微，不能统运营气于表。脉显阴象而沉者，则按久愈微。若阳郁不能浮应卫气于外，脉反沉者，则按久不衰。阴阳寒热之机，在于纤微之辨。

迟脉

《诊宗三昧》曰：迟脉者，呼吸定息不及四至，而举按皆迟，不似涩脉之参伍不调，缓脉之去来徐缓也。

景岳曰：迟脉不及四至为阴。凡代缓结涩之属，皆其类也，主阴盛阳亏之候，其病为寒为虚。浮而迟者内气虚，沉而迟者表气虚，迟在上则气不化精，迟在下则精不化气。迟而兼滑兼大，多风痰顽痹之候。迟兼细小者，必真阳亏损而然。或阴寒留蓄于中，则为泄为痛。或元气不营于表，则寒栗拘挛。大都脉来迟慢者，总由元气不充，不可妄施攻击。

《汇辨》曰：沉脉之病，为阴逆而阳郁。迟脉之病，为阴盛而阳亏。沉则或须攻散，迟则未有不大行温补者也。

张石顽曰：迟为阳气不显，营气自和之象，故昔人咸以隶之虚寒。而人迎主寒湿外袭，气口主积冷内滞。又以浮迟为表寒，沉迟为里寒，迟涩为血病，迟滑为气病。此论固是，然多有热邪内结，寒气外郁，而见气口迟滑作胀者，讵①可以脉迟概为之寒，而不究其滑涩之象，虚实之异哉。

数脉

《诊宗三昧》曰：数脉者，呼吸定息六至以上，而应指急数，不似滑脉之往来流利，动脉之厥厥动摇，疾脉之过于急疾也。

景岳曰：数脉五至六至以上。凡急疾紧促之属，皆其类也。有阴有阳，今皆以数为热。详考《内经》则曰：诸急者②多寒；缓者多热；滑者阳气盛，微有热；粗大者，阴不足，阳有余，为热中；缓而滑者，热中。及《难经》云：数则为热，迟则为寒，而今世宗之。然余历验，凡内热伏火等证，脉反不数，惟洪滑有力，每如《经》文所言。夫数脉之辨，大约有七：一寒邪外感，脉必暴见紧数。然初感便数者，原未传经，热自何来？所以只宜温散。即或传经日久，但其数而滑实，方可言热。若数而无力，只宜温中，不可作热治也。一虚损有数脉。凡患阳虚而数者，脉必无力，或兼细小，而证见虚寒，此则温之且不暇，尚堪作热治乎？阴虚而数者，脉必弦细，虽有烦热诸症，

---

① 讵（jù）：岂，难道。
② 急者：紧脉。

慎用寒凉，若但清火，必致脾泄而败矣。且患虚损者，脉无不数，数脉之病，惟损最多，愈虚则愈数，愈数则愈危，若以虚数作热数，万无生理矣。一疟疾有数脉。凡疟作之时，脉必紧数，疟止之时，脉必和缓，岂作则有火，而止则无火乎？且火证无止时，能作能止者，唯邪之进退耳，不可尽以为热。一痢疾有数脉。凡痢疾之作，率由寒热内伤脾肾，所以脉数。但兼弦涩细弱者，总皆虚数，非热数也。其有形证多火，年壮力强，洪滑实数，乃为可清。一痈疡有数脉。凡脉数，身无热而反恶寒，饮食如常者，或身有热而得汗不解者，即痈疽之候也。然疮疡之发，有阴有阳，可攻可补，亦不得尽以数为热证。一痘疹有数脉。以邪毒未达也，达则不数矣。此当以大小分阴阳，亦不得以数为热脉。一癥癖有数脉。凡积滞不行，脉必见数。若积久成疳，而致口臭、牙疳、发热等症者，宜清胃火。如无火证而脉见细数者，亦不得认以为热。一胎孕有数脉。以冲任气阻，本非火也，当以强弱分寒热，勿以脉数而执，黄芩为圣药也。已上数脉诸证，凡邪盛者多数，虚盛者尤多数，其是热非热，诸所未尽，可类推矣。

张石顽曰：数为阳盛阴亏，热邪流薄于经络之象，所以脉道数盛，火性善动而躁急故也。不知亦有胃虚及阴盛拒阳者。又历考数脉诸例，有云数则烦心者，有云滑数心下结热者，皆包络火旺而乘君主之位也。有云细数阴虚者，水不制火，真阴亏损也。有云数为在腑者，阳邪干阳，脏气无预也。有云数则为寒者，少火气衰，壮火食气也。大抵虚劳失血，喘嗽上气，多有数脉。但以数大软弱者为阳虚，细小弦数者为阴虚，非若伤寒衄血之脉，浮大为邪伏于经，合用发汗之比。诸凡失血，脉见细小微数无力者为顺，脉数有热，及实大弦劲急疾者为逆。

若乍疏乍数，无问何疾，皆不治也。

滑脉

《诊宗三昧》曰：滑脉者，举之浮紧，按之滑石，不似实脉之逼逼应指，紧脉之往来劲急，动脉之厥厥动摇，疾脉之过于急疾也。

景岳曰：滑脉往来流利，如珠走盘。凡洪大芤革之属，皆其类也。乃气实血壅之候，为痰逆，为食滞，为呕吐，为满闷。滑大、滑数为内热，上为头目、咽喉、心肺之热，下为小肠、膀胱、二便之热。妇人脉滑数而经断为有孕。若平人脉滑而和缓，此营卫充实之佳兆。如过于滑大，则为邪热之病。凡病虚损者，多有弦滑之脉，阴虚使然也。泻痢者，亦多弦滑，脾肾受伤也。不得通以火论。

《汇辨》曰：凡痰饮、吐逆、伤食等证，皆上中二焦之病，以滑为水物兼有之象。设所吐之物非痰与食，是为呕逆，脉必见涩也。溺血、经闭，或生淋沥者，内有所蓄，血积类液，瘀凝类痰，须以意求之耳。

吴鹤皋曰：滑而收敛，脉形清者，曰血有余。滑而参伍不调，脉形浊者为痰。

盛启东曰：滑主气分病，滑大无力者属元气虚，莫作痰论，有力为血实气壅之候。

张石顽曰：滑虽有浮沉之分，却无无力之象。盖血由气生，若果气虚，则鼓动之力先微，脉何由而滑耶。惟是气虚，不能统摄阴火，而血热脉滑者有之，故滑脉之病，无虚寒之理。又曰：平人肢体丰盛，而按之绵软。六脉软滑，此痰湿渐渍于中外，终日劳役，不知倦怠，若安息则重着酸疼矣。夫脉之滑而不甚有力者，皆浮滑、缓滑、濡滑、微滑之类，终非无力之比。

滑为血实气壅之脉，悉属有余。

涩脉

《诊宗三昧》曰：涩脉者，指下涩滞不前。《内经》谓之参伍不调，叔和喻以轻刀刮竹，通真子①譬之如雨沾沙，长沙②又以泻漆之绝比拟。虽殊，其义则一。不似迟脉之指下迟缓，缓脉之脉象纤徐，濡脉之来去绵软也。

景岳曰：涩脉为阴，往来艰涩，如雨沾沙，如刀刮竹。凡虚细、微迟、结促之类，皆相似也。主气血俱虚之候，为脾寒少食，胃寒多呕，二便违和，四肢厥冷，痹痛，拘挛，麻木，忧烦，无汗，失血，男子伤精，女子不孕，月事不调等证。凡脉见涩滞，多由七情不遂，营卫耗伤，血无以充，气无以畅。其在上则有上焦之不舒，在下则有下焦之不运，在表则有筋骨之疲劳，在里则有精神之短少。凡此总属阳虚，诸家言气多血少，岂以脉之不利，犹有气多者乎？

河间曰：汗泄吐利，或血溢，或血泄，或热甚耗液而成燥，则虽热而脉反涩也。

丹溪曰：涩脉为寒，为湿，为血虚，为污血，为气多。然亦有病热与实者，涩细而迟，又散，皆不足之气，便以为虚寒而孟浪③用药，岂不误人。若因多怒，或因忧郁，或因厚味，或因过服补剂，或因表无汗，气腾血沸，清化为浊，老痰凝血，胶固杂揉，脉道阻塞，亦见涩状。若重取至骨，有力且数，验

---

① 通真子：宋代医学家。名刘元宾，字子仪，号通真子。著有《通真子补注王叔和脉诀》《通真子续注脉赋》《脉诀机要》《脉要新括》《诊脉须知》《洞天针灸经》《通真子伤寒诀》《神巧万全方》《通真子伤寒括要》等。

② 长沙：指张仲景。有说张仲景曾任长沙太守，故后人又称"张长沙"。

③ 孟浪：言行轻率冒失。

有实证，当作实热可也。又伤寒脉涩为无汗，以阴邪在表，阳气不得发越也。

盛启东曰：如有痛处，是气逆血滞，或痰挟瘀血。无痛症者，为血虚水竭。

潘邓林曰：涩有血虚气滞之分。寒湿之涩，气分滞也。

张石顽曰：涩主阴血消亡而身热无汗之病。又雾伤皮腠，湿流关节，皆脉涩，但兼浮数沉细之不同耳。又曰：妇人因胎病而脉涩者，然在二三月时有之，若四月胎血成形之后，必无虚涩之理。平人无故脉涩，为贫窘之兆，尺中塞涩，则艰于嗣。《金匮》云：男子脉浮弱而涩，则无子，精气清冷。

《汇辨》曰：同一脉涩也，有外邪相袭使气分不利而成滞涩，卫气散失使阳衰不守而成虚涩。肠胃燥竭，津液亦亡，使血分欲尽而成枯涩。在诊者自为灵通耳。

虚脉

《诊宗三昧》曰：虚脉者，指下虚大而软，如循鸡羽之状。中取重按皆弱而少力，久按仍不乏根。不似芤脉之豁然中空按久渐出，涩脉之软弱无力举指即来，散脉之散漫无根重按久按绝不可得也。

景岳曰：虚脉无力无神，正气虚也。浮而无力为血虚，沉而无力为气虚，数而无力为阴虚，迟而无力为阳虚。虽曰微、濡、细、弱、迟、涩之属，皆为虚类，然而无论诸脉，但见指下无神者，总是虚脉。《经》曰：按之不鼓，诸阳皆然，即此谓也。故凡洪大无神者即阴虚也，细小无神者即阳虚也。阴虚即金水亏残，龙雷易炽，而五液神魂之病生焉，或盗汗遗精，或上下失血，或惊悸不安，或喘咳劳热。阳虚则火土受伤，真气日损，而君相化源之病生焉，或头目昏眩，呕恶亡阳，或隔塞胀满，或泄痢疼痛。救阴者，状水之主；救阳者，益火之源。渐长则生，渐消则死，此实生死之关也。

李士材曰：《经》云血虚、脉虚，而独不言气虚者何也？气为阳，主浮分；血为阴，主沉分。虚脉愈按愈软，浮分大而沉分空，故独主血虚耳。虚脉兼迟，迟为寒象，证之虚极者，必挟寒，理势然也。故虚脉行于指下，则益火之源，可划然决矣。更有浮取之而且大且数，重按之而豁然如无，此内真寒而外假热，治以热药冷服，内真热而外假寒①之剂。

张石顽曰：叔和以虚脉迟大，每见气虚喘乏，往往有虚大而数者，且言血虚脉虚，独不详仲景脉虚身热，得之伤暑。东垣以气口脉大而虚者为内伤元气，若虚大而时显一涩为内伤于血。凡血虚之病，非显涩弱，则弦细芤迟。如伤暑脉虚为气虚，弦细芤迟为血虚，则气血之分了然矣。慎斋②有云：脉洪大而虚者防作泻，可知虚脉多脾家气分之病，大则气血不敛之故。

实脉

《诊宗三昧》曰：实脉者，重浊滑甚，相应如参舂，而按之石坚，不似紧脉之迸急不和，滑脉之往来流利，洪脉之来盛去衰也。

景岳曰：实脉举按皆强，鼓动有力，邪气实也。弦、洪、紧、滑之属，皆相类也，为三焦壅滞之候。表邪实者浮大有力，以风寒暑湿外感于经；里邪实者沉实有力，因饮食七情内伤于脏；火邪实者洪滑有力；寒邪实者沉弦有力，为诸痛滞证。凡在气在血，脉有兼见者，当以类求。然实脉有真假，真者易知，

---

① 寒：原作"热"，据《脉诀汇辨》改。

② 慎斋：明代医学家。名周之干，号慎斋。著有《周慎斋三书》《脉法解》，以及其门人整理的《周慎斋遗书》《慎斋医案》等。

假者难辨，必问其所因，兼察形症，必得其神，庶几勿误。

李士材曰：脉实必有大邪、大热、大积、大聚，故《经》曰血实脉实。又曰：气来实强，是谓太过。由是测之，皆主实热，其所主病，大约与数脉同类，而实则过之，以其蕴蓄之深也。

张石顽曰：实为中外壅满之象，《经》云邪气盛则实，非正气本充之谓，热邪亢极而暴绝者有之。消瘅、鼓胀、坚积等证，皆以脉实为可治，若泄而脱血，及新产骤虚，久病虚羸，而得实大之脉，良不易治也。

长脉

《诊宗三昧》曰：长脉者，指下迢迢而过于本位，三部举按皆然，不似大脉之举之盛大，按之少力也。

李士材曰：旧说过于本位名为长脉，久久审度而知其必不然也。寸而上过则为溢脉，尺而下过则为覆脉，由是察之。惟其状如长竿，则直上直下，首尾相应，非若他脉之上下参差，首尾不匀者也。凡实、牢、弦、紧四脉，皆兼长脉。故古人称长主有余之病，非无本之说也。

张石顽曰：《伤寒》以尺寸俱长为阳明受病。《内经》又以长则气治为胃家之平脉。然必长而和缓，方为无病。若长而浮盛，又为经邪方盛之兆。有阴气不充，而反上盛者。《经》言寸口脉中手长者，曰足肿痛是也。

短脉

《诊宗三昧》曰：短脉者，尺寸俱短而不及本位，不似小脉之三部皆小弱不振，伏脉之一部独伏匿不前也。

李士材曰：戴同父云：关不诊短。以上不通寸为阳绝，下不通尺为阴绝。殊不知短脉非两头断绝也，特两头俯而沉下，中间突而浮起，仍自贯通者也。

张石顽曰：短脉由胃气阨塞，不能条畅百脉；或因痰气食积阻碍气道，亦有阳气不充而脉短。《经》谓寸口脉中手短者曰头痛是也。

大脉

《诊宗三昧》曰：大脉者，应指满溢，倍于寻常，不似长脉之但长不大，洪脉之既大且数也。

丹溪曰：大，洪之别名。病内伤者，阴虚为阳所乘，故脉大，当作虚治。外伤者，邪客于经，脉亦大，当以邪胜治之，皆病方长之势也。

滑伯仁曰：大脉浮取若洪而浮，沉取大而无力，为血虚气不能相入也。

张石顽曰：大有阴阳虚实之异，《经》云大则病进，是指实大而言。仲景以大则为虚者，乃盛大少力之谓。然又有下利脉大者为未止，是又以积滞未尽而言，非大则为虚之谓也。有六脉俱大者，阴不足阳有余也。有偏大于左者，邪盛于经也。偏大于右者，热盛于内也。亦有诸脉皆小，中有一部独大者。诸脉皆大，中有一部独小者。便以其部，断其病之虚实。且有素禀六阳，或一手偏旺偏衰者，又不当以病论也。

小脉

《诊宗三昧》曰：小脉者，三部皆小而指下显然，不似微脉之微弱依稀，细脉之微细如发，弱脉之软弱不前，短脉之首尾不及也。

伯仁曰：小脉浮沉取之，悉皆损小。在阳为气不足，在阴为血不足。前大后小则头痛目眩，前小后大则胸满气短。

张石顽曰：即仲景"来微去大"之变辞，虚中挟实之旨。

小弱见于人迎，卫气衰也；见于气口，肺胃弱也。寸小为阳不足，尺小为阴不足。若小而按之不衰，久按有力，又为实热固结之象。总由正气不充，不能鼓搏热势于外，所以隐隐略见滑热①于内也。设小而证见热邪亢盛，则为证脉相反之兆。亦有平人六脉皆阴，或一手偏小者。若因病而脉损小，又当随所见部分，而为调适机用，不可不活也。

洪脉

《诊宗三昧》曰：洪脉者，既大且数，指下纍纍如连珠，如循琅玕②，而按之稍缓，不似实脉之举指逼逼，滑脉之软滑流利，大脉之大而且长也。

景岳曰：洪脉为阳，举按皆有余，大而实也。凡浮芤实大之属，皆其类也。为血气燔灼，大热之候。浮洪为表热，沉洪为里热，为胀满烦渴，为狂躁斑疹，为头痛面热，为咽干喉痛，为口疮痈肿，为大小便不通，为动血，此阳实阴虚，气实血虚之候。若洪大至极，甚至四倍以上者，是即阴阳离绝，关格之脉也，不可治。

张石顽曰：昔人以洪为夏脉，《内经》以钩为夏脉，遂有钩即是洪之说。以其数而濡，按之指下屈曲旁出，固可谓之曰钩。火性虚炎，所以来盛去衰，按之不实。然痰食、瘀积阻碍脉道，关部常屈曲而出，此与夏脉微钩似同而实不类也。

《汇辨》曰：按洪脉在卦为离，在时为夏，在人为心。时当朱夏，天地之气酣满畅遂，脉者得气之先，故应之以洪。洪者，大也，以水喻也。又曰：钩者，以木喻也，夏木繁滋，枝叶敷

---

① 热：原作"实"，据《诊宗三昧》改。

② 琅玕（láng gān）：传说中的仙树或美玉。

布，重而下垂，故如钩也。钩即是洪，名异实同。

《诊家正眼》曰：《经》以洪脉为来盛去衰，颇有微旨。大抵洪脉只是根脚阔大，却非坚硬。若使大而坚硬，则为实脉，而非洪脉矣。《经》又云：大则病进，亦以其气方张也。

盛启东曰：服凉药而脉反洪大无力，法宜温补。或曰危证从阳散而绝，脉必先见洪大滑盛，乃真气尽脱于外也。凡久嗽久病之人，及失血下痢者，俱忌洪脉。

微脉

《诊宗三昧》曰：微脉者，似有若无，欲绝非绝，而按之稍有模糊之状，不似弱脉之小弱分明，细脉之纤细有力也。

景岳曰：微脉纤细无神，柔弱之极，是为阴脉。凡细小虚濡之属，皆其类也。乃气血俱虚之候，为畏寒、少气、恐惧、中寒、胀满、食不化，或呕泻、哕恶、腰腹痛、眩晕、厥逆、伤精、失血、元阳亏损，最是阴寒之候。

李士材曰：仲景云：脉瞥瞥如羹上肥状，其软而无力也。萦萦如蚕丝状，其细而难见也。轻取之如无，故曰阳气衰。重按之而欲绝，故曰阴气竭。长病得之死，谓正气欲离绝也。卒病得之生，谓邪气不深重也。

张石顽曰：《经》言小口诸微亡阳。微属气虚见症，在上则有恶寒、多汗、少气之患，在下则有失精、脱泻、少食之虞，总之与血无预。所以萦萦如蛛丝者，仲景谓阳气之衰。

世俗每见脉之细者，辄以微细二字并称，殊未知细脉显明易见，较微脉之模糊难见者大相径庭也。

缓脉

《诊宗三昧》曰：缓脉者，从容和缓，不疾不徐，似迟脉而实未为迟，不似濡脉之指下绵软，虚脉之瞥瞥虚大，微脉之微细而濡，弱脉之细软无力也。

景岳曰：缓脉有阴有阳，其义有三：凡从容和缓，浮沉得中者，此是平人之正脉。若缓而滑大者，多实热，如《内经》所言者是也。缓而迟细者，多虚寒，即诸家所言者是也。然实热者，必缓大有力，多为烦热、口臭、胀满、痈疡、二便不利，或伤寒、温疟初愈，而余热未清者，多有此脉。若虚寒者，必缓而迟细，为阳虚、畏寒、气怯、眩运、痹弱、痿厥、怔忡、健忘、饮食不化、飧泄、疼痛、精寒、肾冷、小便频数。在女子为经迟、血少、失血、下血等症。凡诸疮毒外证，及中风产后，但得缓脉者，皆易愈。

张石顽曰：缓为脾家之本脉，然必和缓有神，为脾气之充。若缓甚而弱，为脾气不足；缓而滑利，则胃气冲和。昔人以浮缓为伤风，沉缓为寒湿，缓大为风虚，缓细为湿痹。又以浮缓为风中于阳，沉缓为湿中于阴。盖湿脉自缓，得风以播之，则兼浮缓；寒以束之，则兼沉缓。若重于阴，则沉细微缓，以厥阴内藏风木之气，故脉虽沉而有微缓之象也。

李士材曰：缓脉以宽舒和缓为义，与紧脉正相反也。然缓脉迟脉又绝不相类，缓以脉形宽纵得名，迟以至数不及为义。《脉经》云小快于迟，以至数论缓，亦一失也。

紧脉

《诊宗三昧》曰：紧脉者，状如转索，按之虽实而不坚，不似弦脉之端直如弦，牢革之强直搏指也。

景岳曰：紧脉急疾有力，坚搏抗指，有转索之状。凡弦数之属，皆相类也。紧脉阴多阳少，乃阴邪搏击之候，主为痛为寒。紧数在表，为伤寒发热，头痛项强，浑身筋骨疼痛，咳嗽鼻塞，为痹为疟。沉紧在里，为心胁疼痛，胸腹胀满，为中寒逆冷，吐食泄痢，阴疝疝癖，风痫反张，在妇人为气逆经滞，在小儿为惊风抽搐。

《汇辨》曰：天地肃杀之气，阴凝收敛，其见于脉也为紧，较之于弦，有更加挺劲之异。

张石顽曰：紧为诸寒收引之象，亦有热因寒束而烦热拘急疼痛者，如太阳寒伤营证是也。然必人迎浮紧，乃为表证之确候。若气口盛坚，又为内伤饮食之兆。《金匮》所谓脉紧，头痛风寒，腹中有宿食也。

河间曰：与洪数阳脉相兼者为热痛，与微细阴脉相兼者为寒痛。

或曰：伤寒脉紧，病气脉气俱有余。若内伤杂证，病久而脉紧，是正气与胃气俱虚，一味邪气用事。脉气有余，病气不足，法当温补，正气复则邪退而脉自和平，若用攻伐，反伤正气而危矣。

李士材曰：咳嗽虚损之脉而得沉紧，谓正气已虚，而邪已痼矣，故不治。

弦脉

《诊宗三昧》曰：弦脉者，端直以长，举之应指，按之不移，不似紧脉之状如转索，革脉之劲如弓弦也。

景岳曰：弦脉按之不移，如张弓弦，与坚搏紧急相类，阳中伏阴之象也。主气血不和，为气逆邪胜，肝强脾弱，为虚劳、寒热、疟痢、痹疝、胸胁疼痛、痰饮、宿食、积聚、胀满、拘挛等证。若洪弦相搏，外紧内热，欲发疮疽也。弦从木化，气通于肝，可以阴，亦可以阳，但弦大兼滑者，便是阳邪；弦紧兼细者，便是阴邪。凡脏腑间胃气所及则五脏相安，肝邪所侵则五脏俱病。盖以木之滋生在水，培养在土，若木气过强，则水因食母而耗土，以克贼而伤。肾为精血之本，胃为水谷之海，根本受伤，生气败矣。所以木不宜强也，唯脉见和缓者吉，弦强者凶，弦甚者土必败。

蔡西山曰：阳搏阴为弦，阴搏阳为紧，阴阳相搏为动，虚寒相搏为革，阴阳分体为数，阴阳不续为代。

丹溪曰：弦为春令之脉，非春时而见者，木为病也，木为病则肝邪盛矣。肝之盛，金之衰也。金之衰，火之炎也。火之炎，水之弱也。金不足以制木，则土病矣，土败木贼为病。先哲盖尝言之，惟金因火伏，木寡于畏之论犹未明。倘非滋水以降火，厚土以养金，而反以行湿、散风、导郁为之辅佐，邪何由去？病何由安？况弦脉治法，又有隔二隔三之异，故不容于自默也。若曰不然，何弦属阴阳，而仲景列为五阴之数？至于败散残贼之脉，又以弦为之首，涩为之中，其意可见。按：此节当是论虚劳证见弦脉者。

张石顽曰：凡病脉弦，皆阳中伏阴之象。虚证误用寒凉，两尺脉必变弦。胃虚冷，食停滞，气口多见弦脉。在伤寒表邪全盛之时，中有一部见弦，或兼迟兼涩，便是夹阴之候，客邪虽盛，急须温散，汗下猛剂，咸非所宜。即非时感冒，亦宜体此历诊。诸病属邪盛而见弦者，十常二三，属正虚而见弦者，十常六七。如腹痛、鼓胀、胃反、胸痹、癥瘕、蓄血、中暍、伤风、霍乱滞下、中气郁结、寒热痞满等病，皆有弦脉。总由中气无权，土败木贼所致，但以弦少弦多以证胃气之强弱，弦实弦虚以证邪气之虚实，浮弦沉弦以证表里之阴阳，寸弦尺弦以证病气之升沉。无论所患何证，兼见何脉，但以和缓有神，不乏胃气，咸为可治。若弦而劲细如循刀刃，弦而强直如按横格，皆但弦无胃气也。所以虚劳之脉，多寸口数大，尺中弦细搏指者皆为损脉，卢扁①复生奚益哉。

① 卢扁：即古代名医扁鹊。因家在卢国，故又名"卢扁"。

芤脉

《诊宗三昧》曰：芤脉者，浮大弦软，按之中空，中按虽不应指，细推仍有胃气，纵指却显弦大，按之减小中空，不似虚脉之瞥瞥虚大，按之豁然无力也。

景岳曰：芤脉浮大中空，按如葱管。凡浮豁虚散之属，皆相类也。此孤阳脱阴之候，为阴虚，发热、失血、脱血、头目眩晕、惊悸、怔忡、喘急、盗汗，为气无所归，血无所附。芤虽阳脉，而阳实无根，大虚之兆。

张石顽曰：芤为血虚不能濡气，故虚大如芤，然其中必显弦象。刘三点①以为绝类慈葱，殊失弦大而按之减小中空之义。盖虚则阳气失职，芤则经络中空，所以有虚濡无力，弦大中空之异。凡血脱脉芤，而有一部独弦，或带结促涩滞者，此为阳气不到，中挟阴邪之兆，是即瘀血所结处也。所以芤脉须辨一部二部，或一手两手，而与攻补，方为合法。

牢脉

《诊宗三昧》曰：牢脉者，弦大而长，举之减小，按之实强，如弦缕之状，不似实脉之滑实流利，伏脉之匿伏涩艰，革脉之按之中空也。

仲景曰：寒则坚牢，有牢固之象。

李东璧曰：牢主寒实之病，木实则为痛，主心腹寒痛。

柳氏②曰：主有积，主疼痛不移其处。

李士材曰：牢脉所主之证，以其在沉分也，故悉属阴寒。

① 刘三点：南宋医学家。名刘开，字立之，号复真。著作有《脉诀理玄秘要》等。

② 柳氏：即柳东阳，明代医学家。所著脉学著作散见于李时珍《濒湖脉学》及戴同父《脉诀刊误集解》中。

以其形弦实也，故咸为坚积。积之成也，正气不足而邪气深入牢固而成。五积及一切按之应手者，曰癥，假物成形者曰瘕，见于肌肉间者曰痃，结于隐僻处曰癖。《经》曰：积之始生，得寒乃生，厥乃成积，故牢脉咸主之。

张石顽曰：叔微①云牢则病气牢固，在虚证绝无此脉，惟湿痉、拘急、寒疝、暴逆、坚积内伏，乃有是脉。历考诸方，不出辛热开结，甘温助阳之治，庶有克敌之功。然固垒在前，攻守非细，设更加之以食填中土，大气不得流转，变故在于须臾，可不为之密察乎。大抵牢为坚积内著，胃气竭绝故，诸家以为危殆之象云。

革脉

《诊宗三昧》曰：革脉者，弦大而数，浮取强直，重按中空如鼓皮之状，不似紧脉之按之劈劈，弦脉之按之不移，牢脉之按之益坚也。

仲景曰：弦则为寒，芤则为虚，虚寒相搏，此名曰革。男子亡血失精，女人半产漏下。

伯仁曰：革为中风寒湿之诊。

李东璧曰：弦芤二脉相合，故为亡血失精之候，诸家皆以为牢脉，故或有革无牢，有牢无革，混淆不辨，不知革浮牢沉，革虚牢实，形症皆异也。

《诊家正眼》曰：按《甲乙经》云：浑浑革革，至如涌泉，病进而危。弊弊绵绵，其去如弦绝者，死。观其曰涌泉，则浮取不止于弦大，而且数且搏且滑矣。曰弦绝，则重按不止于豁

---

① 叔微：指许叔微，字知可。南宋医学家。著有《普济本事方》《伤寒百证歌》《伤寒发微论》《伤寒九十论》《类证普济本事方》《仲景脉法三十六图》等。

然，而且绝无根蒂矣，故曰死。

细脉

《诊宗三昧》曰：细脉者，往来如发，而指下显然不似微脉之微弱模糊也。

伯仁曰：细者，盖血冷气虚，不足以充故也。为内外俱冷、痿弱、洞泄，为忧劳过度，为伤湿，为积，为痛在内及下。

张石顽曰：细为阳气衰弱之候，所以胃虚少食，冷涩泛逆，便泄腹痛，湿痹脚软，自汗失精，皆有细脉，但以兼浮兼沉，在寸在尺，分别而为裁决。如平人脉来细弱，皆忧思过度，内戕真元所致。若形盛脉细，少气不足以息者危。及病热脉细，神昏不能自持，皆脉不应病之候，不可以寻常虚细论也。

李士材曰：尝见虚损之人，脉已细而身常热，不究其原，而以凉剂投之，使真阳散败，饮食不进，上呕下泄，是速之毙耳。

《汇辨》曰：大都浮而细者，属之阳分，则见自汗气急等症。沉而细者，属之阴分，则见下血、血痢等症。

弱脉

《诊宗三昧》曰：弱脉者，沉细而软，按之乃得，举之如无，不似微脉之按之欲绝，濡脉之按之若无，细脉之浮沉皆细也。

河间曰：弱脉虚冷，兼微与迟，然伤风中暑，热甚而自汗大出，则亦缓弱而迟。

伯仁曰：精气不足，故脉痿弱不振，为痼冷、为爩①热、为虚汗。

---

① 爩：同"烘"。

李士材曰：浮以候阳，浮取之而如无，阳气衰微之验也。《经》云：脉弱以滑，实有胃气。脉弱以涩，是为久病。愚谓弱堪重按，阴犹未绝，若兼涩象，则气血交败，生理灭绝矣。

张石顽曰：《伤寒》首言弱为阴脉，即阳经见之亦属阳气之衰。可见脉弱无阳，必无实热之理，只宜辨析真阳之虚与胃气之虚，及夏月伤冷水，水行皮中所致耳。在阴经见之，虽为合脉，然阳气衰微已极，非峻温峻补，良难春回寒谷也。

濡脉

《诊宗三昧》曰：濡脉者，虚软少力，应指虚细，如絮浮水面，轻手乍来，重手乍去，不似虚脉之虚大无力，微脉之微细如丝，弱脉之沉细软弱也。

河间曰：濡多兼迟，主极冷。然热泻后，或热极将死者，亦濡弱。

张石顽曰：濡为胃气不充之证，故内伤虚劳，泄泻少食，自汗喘乏，精伤痿弱之人，脉虽濡软乏力，犹堪峻补峻温。不似阴虚脱血，纯见细数弦强，欲求濡弱，绝不可得也。

李士材曰：浮主气分，浮取之而可得气，犹未败。沉主血分，沉按之而如无，此精血衰败。在久病年老之人，尚未至于必绝，为其脉与症合也。若平人及少壮暴病见之，名为无根脉，去死不远矣。

疾脉

《诊宗三昧》曰：疾脉者，呼吸之间七八至。虽急疾而不实大，不似洪脉之既大且数，却无躁疾之形也。疾脉有阴阳寒热真假之异，如疾而按之益坚，乃亢阳无制，真阴垂绝之候。若疾而按之不鼓，又为阴邪暴虐，虚阳发露之征。温病大热躁渴，初时脉小，至五六日后脉来躁疾大，颧发赤者死，谓其阴绝也。

阴毒身如被杖，六脉沉细而疾，灸之不温者死，谓其阳绝也。然亦有热毒入于阴分而为阴毒者，脉必疾盛有力，不似阴寒之毒，虽疾而弦细乏力也。虚劳喘促声嘶，脉来数疾无伦，名曰行尸。躁疾皆为火象。《内经》又云：其有躁者，在手言手少阴厥阴二经，俱属于火也。惟疾而不躁，按之稍缓，方为热证之正脉。脉法所谓疾而洪大者不治。疾而沉细，腹中痛，疾而不大不小，虽困可治。其有大小者，难治也。

李士材曰：经脉流行，昼夜五十周于身。若一息八至，当一百周而脉行一千六百余丈矣。必喘促声嘶，仅呼吸于胸中数寸之间，而不能达于根蒂。真阴竭于下，孤阳亢于上，而气之短已极矣，故主死。

动脉

《诊宗三昧》曰：动脉者，厥厥动摇，指下滑数如珠，见于一部，不似滑脉之诸部皆滑数流利也。

李士材曰：阴阳不和，气搏击则痛，气撺进则惊。

伯仁曰：动则为虚劳体痛，为泻为崩。

仲景曰：阴阳相搏名曰动，阳动则汗出，阴动则发热。成注曰：阴阳相搏则虚者动，故阳虚则阳动，阴虚则阴动。以关前为阳，故主汗出；关后为阴，故主发热。

《汇辨》曰：动脉厥厥动摇，急数有力，两头俯下，中间突起，极与短脉相类，但短脉为阴，不数不滑，动脉为阳，且数且滑也。

王宇泰[1]曰：阳升阴降，二者交通上下，往来于尺寸之内，

---

① 王宇泰：明代医学家。名肯堂，字宇泰，号损庵。著有《证治准绳》《医论》《医辨》《胤产全书》《医镜》等。

方且冲和安静，焉睹所谓动者哉？惟夫阳欲降而阴逆之，两者相搏，不得上下鼓击之势，陇然高起，而动脉之形著矣。

伏脉

《诊宗三昧》曰：伏脉者，隐于筋下，轻取不得，重按艰涩，委曲求之，附着于骨。而有三部皆伏，一部独伏之异。不似短脉之尺寸短缩而中部显然，沉脉之三部皆沉而按之即得也。

景岳曰：伏脉如有如无，附骨乃见。此阴阳潜伏，阻隔闭塞之候。或火闭而伏，或寒闭而伏，或气闭而伏，为痛极、霍乱、疝瘕、结闭、气逆、食滞、忿怒、厥逆、水气等证。凡伏脉之见，虽与沉微细脱者相类，而实不同。盖脉之伏者，以其本有如无，而一时隐蔽不见耳。此有胸腹痛剧而伏者；有气逆于经，脉道不通而伏者；有偶因气脱不相接续而伏者。然此暴病暴逆者乃有之，调其气而脉自复矣。若此数种之外，其有积困延绵，脉本细微，而渐至隐伏者，此自残烬将绝之兆也，不治。

伯仁曰：伏为阴阳潜伏，关隔闭塞之候。关前得之为伏阳，关后得之为伏阴。

张叔承曰：痛极脉必伏，凡心腹胃脘暴痛皆然。

张顽石曰：有邪伏幽深而脉伏不出者，虽与短脉之象有别，而气血壅滞之义则一。凡气郁、血结、久痛，及留饮、宿食、霍乱、大吐、大利，每多沉伏，皆经脉阻滞，营卫不通之故。所以妊妇恶阻常有伏匿之脉，此又脉症之变耳。在伤寒失于表散，邪气不得发越，而六脉俱伏者，急宜发汗，而脉自复①。若六七日烦扰不安，邪正交并而脉伏者，又为战汗之兆，不可

---

① 复：原作"伏"。据《诊宗三昧》改。

以伏为阴脉，误投辛热。

李东璧曰：伤寒一手脉伏曰单伏，两手脉伏曰双伏。不可以阳证见阴脉论，乃火邪内郁，不得发越，阳极似阴，故脉伏，必有大汗而解。又夹阴伤寒，先有伏阴在内，外复感寒，阴盛阳衰，四肢厥逆，六脉沉伏，须投姜附，及灸关元，脉乃复出。若太溪、冲阳皆无脉者，必死也。

《汇辨》曰：伏脉主病多在沉阴之分，隐深之地，莫非气血结滞。惟右关右尺，责其无火。盖火性炎上，推筋至骨而形始见，积衰可知。更须以有力无力细为分辨，则伏中之虚实了然矣。

结脉

《诊宗三昧》曰：结脉者，指下迟缓，中频见歇止，而少顷复来，不似代脉之动止不能自还也。

景岳曰：结脉忽来忽止而复起，总谓之结。旧以数来一止为促，促者为热，为阳极。缓来一止为结，结者为寒，为阴极。通谓其为气血、痰食、积聚、癥瘕、七情郁结。浮结为寒邪在经；沉结为积聚在内。此固结促之旧说矣，然以予验之，则促类数也，未必热；结类缓也，未必寒。但见中止者，总是结脉，多由气血渐衰，精力不继，所以断而复续，续而复断。常见久病者多有之，虚劳者多有之，或误用攻击消伐①者亦有之。但缓而结者为阳虚，数而结者为阴虚，缓者犹可，数者更剧。此可以结之微甚，察元气之消长最显最切者也。至如留滞郁结等病，本亦此脉之证应，然必其形强气实，而举按有力，此多因郁滞者也。又有无病而一生脉结者，此其素禀之异常，无足怪

---

① 伐：原作"乏"，据《景岳全书》改。

也。舍此之外，凡有病久不退而渐见脉结者，此必气血衰残，首尾不继，速宜培本，不得妄认为留滞。

《诊家正眼》曰：结为凝结，缓时一止，徐行而怠。结为阴独盛而阳不能入也，为积聚，为七情所郁。浮结为寒邪滞经，沉结为积气在内。先以气寒脉缓，而气血痰食，有一留滞则为结。

李士材曰：结而有力者，方为积聚。结而无力者，是真气衰弱，违其运行之常，一味温补而正治。止数频多，参伍不调者不治。叔和云：如麻子动摇，旋引旋收，聚散不常曰结，主死是也。

张石顽曰：结为阴邪固结之象。越人云结甚则积甚，结微则气微。言结而少力为正气本衰，虽有积聚，脉结亦不甚也。凡寒饮、死血、吐利、腹痛、癫痫、虫积等气郁不调之病，多有结脉暴见，即宜辛温扶正，略兼散结开痰，脉结自退。尝见二三十至内，有一至接续不上，而指下虚微，此元气骤脱，如补益不应，终见危殆。

促脉

《诊宗三昧》曰：促脉者，往来数疾，中忽一止复来，不似结脉之迟缓，中有止歇也。

《诊家正眼》曰：促为急促，数时一止，如趋而蹶。促因火亢，亦因物停。促为阳独盛而阴不能和也，又为血、气、痰、饮、食五者之内，有一留滞于其间，则脉因之而促。虽然促而有力洪实，为热盛，为邪滞经络；促而无力损小，为虚脱阴阳不相接之候，虽非恶脉，然渐退者佳，渐进者死。

李士材曰：促脉得之脏气乖违，稽留凝涩，阻其运行之机，因而歇止者，十之六七也，其止为轻。得于真元衰惫，阳弛阴涸，失其揆度之常者，十之二三也，其止为重。

张石顽曰：促为阳盛里，不服邪之明验，所以温热发斑，瘀血发狂，及痰食凝滞，暴怒气逆，皆令脉促。设中虚无凝，必无歇止之脉也。

代脉

《诊宗三昧》曰：代脉者，动而中止，不能自还，因而复动，名曰代，阴。不似结促之虽见歇止，而复来有力也。

《诊家正眼》曰：结促之止，止无常数；代脉之止，止者定期。

《汇辨》曰：代主脏衰危恶之病。脾土败坏，吐利为咎。中寒不食，腹痛难救。又曰：止有定期者，盖脾主信也。故《内经》以一见代脉，为脏气衰微，脾气脱绝之诊。

黎氏①曰：代为真死脉，不分三部，随应皆是。

张石顽曰：代为元气不续之象。《经》云：代则气衰，在病后见之未为死候。若气血骤损，元神不续，或七情太过，或颠仆重伤，或风家、痛家，脉见止代，只为病脉。凡有痛之脉，止歇乃气血阻滞而然，不可以为准则也。若不因病而脉见止代，是一脏无气，他脏代之，真危亡之兆也。即因病脉代，亦须至数不匀者，犹或可生，若不满数至一代，每次皆如数而止，此必难治。惟妊娠恶阻，呕逆最剧者，恒见代脉。谷入既少，气血尽并于胎息，是以脉气不能接续，然在二三月时有之，若至四月胎已成形，当无歇止之脉矣。

散脉

《诊宗三昧》曰：散脉者，举之浮散，按之则无，去来不

---

① 黎氏：指黎民寿，字景仁。南宋医学家。著有《简易方论》《决脉精要》《玉函经》。

明，漫无根蒂，不似虚脉之重按虽虚而不至于散漫也。散为元气将散之象，故伤寒咳逆上气，其脉散者死，谓形损故也。然形象不一，或如吹毛，或如散叶，或如悬雍，或如羹上肥，或如火薪燃，皆真散脉，见之必死，非虚大之比。《经》曰：代散则死。若病后大邪去，而热退身安，泄利止，而浆粥入胃，或有可生者。

戴同父曰：心脉浮大而散，肺脉短涩而散，皆平脉也。肾脉软散，诸病脉代散，皆死脉也。古人以代散为必死者，盖散为肾败之征，代为脾绝之征也。肾脉本沉而散，脉按之不可得见，是先天资始之根本绝也。脾脉主信，而代脉歇止不愆其期，是后天资生之根本绝也。故二脉独见，均为危殆之候，而二脉交见，尤为必死之符。

清脉

《诊宗三昧》曰：清脉者，轻清缓滑，流利有神，往来流利，至数分明也。不似虚脉之不胜寻按，微脉之软弱依稀，缓脉之阿阿迟纵，弱脉之沉细软弱也。清为气血平调之候，《经》云：受气者清，平人脉。清虚和缓，生无险阻之虞。如左手清虚和缓，定主清贵仁慈。清虚流利者，有刚决权变也。清虚中有一种弦小坚实，其人必机械峻刻。右手脉清虚和缓，定然富厚安闲。若清虚流利则富而好礼。清虚中有一种枯涩少神，其人虽丰，目下必不得意。寸口清虚，洵为名裔，又主聪慧。尺脉清虚，端获良嗣，亦为寿征。若寸关俱清而尺中蹇涩，或偏小偏大，皆主晚景不丰，及艰子嗣。似清虚而按之滑盛者，此清中带浊，外廉内贪之应也。若有病而脉清楚，虽剧无害。清虚少神，即宜温补，以助真元。若其人脉素清虚，虽有客邪壮热，脉亦不能鼓盛，不可以为证实脉虚而失于攻发也。

浊脉

《诊宗三昧》曰：浊脉者，重浊洪盛，腾涌满指，浮沉滑实有力。不似洪脉之按之软阔，实脉之举之减小，滑脉之往来流利，紧脉之转索无常也。浊为禀赋昏浊之象。《经》云：受谷者浊。平人脉重浊洪盛，垂老不能安闲。如左手重浊，定属污下；右手重浊，可卜庸愚；寸口重浊，家世卑微；尺脉重浊，子性鲁莽；若重浊中有种滑利之象，家道富饶；浊而兼得蹇涩之状，或偏盛偏衰，不享康宁，又主夭枉；似重浊而按之和缓，此浊中兼清，外圆内方之应也。大约力役劳勤之人，动辄劳其筋骨，脉之重浊，势所必然。至于市井之徒，拱手曳裾，脉之重浊者，此非天性使然欤。若平素不甚重浊，因病鼓盛者，急宜攻发以开泄其邪。若平昔重浊，因病而得蹇涩之脉，此气血凝滞，痰涎胶固之兆，不当以平时涩浊论也。

卷八

切　诊

操独见

景岳曰：脉义之见于诸家者，六经有序，脏象有位，三部九候有则，详且备矣。学者按部以索象，按脏以索病，咸谓无遁情矣。然索部位，审之于寸，似乎病在心肺；索之于关，似乎病在肝脾；索之于尺，似乎病在两肾。乃有不然者，如头痛一症，病本在上，两寸其应也。若以经脏言，则少阳阳明之痛，不应在两关乎？太阳之痛，不应在左尺乎？如淋遗等症，病本在下，尺中所主也。若气有不摄，病脉见右寸矣；神有不固，病脉见左寸矣。使必以部位言，则上下相关，有不可泥也。使必以经脏言，则承制相移，有不必执也。故善为脉者，贵在察神，不可察形；贵在众中见独，不在部中泥证。然独之为义有三：有部位之独，谓诸部无恙，一部稍乖，乖处藏奸。有脏气之独，不得以部位为拘，如诸见洪者皆心脉，诸见弦者皆肝脉，肺之浮，脾之缓，肾之石，五脏之中，各有五脉。五脉互见，独乖者病，乖而强者即本脏之有余，乖而弱者即本脏之不足。有脉体之独，《内经》曰：独小者病，独大者病，独疾者病，独迟者病，独陷下者病是也。三者之独，但得其一，即见病之本矣。故曰得一之精，以知死生，正此谓矣。

审真伪

景岳曰：脉言浮表沉里，数热迟寒，弦强为实，微细为虚，是固然矣。然疑似中尤有真辨，不可不察也。如浮为在表，而凡阴虚血少，中气亏损者，脉必浮而无力，是浮不可概言表。沉为在里，而凡表邪初感，寒束皮毛，脉不能达，则必沉紧，是沉不可概言里。数虽为热，而真热者未必数，凡虚损之证，阴阳俱困，虚甚者数必甚，是数不可概言热。迟虽为寒，然伤寒初退，余热未清，脉多迟滑，是迟不可概言寒。弦强类实，而真阴虚损，胃气大亏，阴阳关格等证，脉必豁大而弦强，是强不可概言实。微细类虚，而凡痛极气闭，营卫壅滞不通者，脉必伏匿，是微不可概言虚。凡诸脉之中，皆有疑似，皆有真辨，诊病者其可忽乎。

详四诊

景岳曰：诊病之法，固莫妙于脉，然有病脉相符者，有病脉相左者，此中大有玄理。故凡值疑似难明处，必须用四诊之法，详问其病由，兼辨其声色，但于本末先后中，正之以理，斯得其真。若不察此，而但谓一诊可凭，信手乱治，亦岂知脉症最多真假，见有不确，安能无误？且常诊者知之犹易，初诊者决之甚难，此四诊之所以不可忽也。故《难经》以切居四诊之末，其意深矣。陶节庵亦曰：问病以知其外，察脉以知其内，全在活法二字，乃临诊切脉之要诀也。

诊七情

景岳曰：脉有七情之伤，而为九气之别。怒伤于肝，脉促而气上冲；惊伤于胆，气乱而脉动掣；过喜伤心，脉散而气缓；过思伤脾，脉短而气结；忧伤于肺，脉涩而气沉；恐伤于肾，脉沉而气怯。伤于寒者脉迟，其人气收；伤于热者脉数，其人气泄。若脉促而人气消，因悲伤而心系①掣也。

---

① 系：原作"丝"，据《景岳全书》改。

明常变

景岳曰：凡众人之脉，有素大素小，素阴素阳者，此赋自先天。若邪变之脉，有倏缓倏疾，乍进乍退者，此病之骤至，脉随气见也。故凡诊脉者，必须先识脏脉而后可以察病脉，先识常脉而后可以察变脉。于常脉中可察人之器局①寿夭，于变脉中可察人之疾病死生。诊家大要，当先识此。

知从舍

景岳曰：治病之法，有当舍症从脉者，有当舍脉从症者。盖脉有真假，症有真假，凡见脉症有不相合者，则必有一真一假，隐乎其中。故有以阳证见阴脉，有以阴证见阳脉，有以虚证见实脉，有以实证见虚脉。此阴彼阳，此虚彼实，欲将何从？余尝熟察之，夫症实脉虚者，必其症为假实；脉实症虚者，必其脉为假实也。何以见之？如外虽烦热而脉见微弱者，必火虚也。腹虽胀满而脉见微弱者，必胃虚也。虚火虚胀，其堪攻乎？此宜从脉之虚，不宜从症之实也。其有本无烦热而脉见洪数者，非火邪也。本无胀滞而脉见弦强者，非内实也。无热无胀，其堪泻乎？此宜从症之虚，不宜从脉之实也。盖实有假而虚无假，假实者病多变幻，此其所以有假也。虚者亏损既露，此其所以无假也。故凡脉症不合者，中必有奸，必先察其虚以求其本，不易之要法也。然而真实假虚，非曰必无，如寒邪内伤，或食停气滞，心腹急痛，以致脉道沉伏，或促或急，此邪闭经络而然。脉虽若虚，而必有痛胀等症可据，是诚假虚之脉，本非虚也。又若四肢厥逆，或恶风怯寒，而脉见滑数，此热极生寒，

---

① 器局：才识气度。

外虽若虚，而内有烦热便结等症可据者，是诚假虚之病，本非虚也。又若有是实脉，而无是实症，即假实脉也。有是实症而无是实脉，即假实证也。知假知真，即知所从舍矣。又有从脉从症之法，以病之轻重为言。如病本轻浅，别无危候可困，现在以治其标。若病关脏气，稍见疑难，必须详辨虚实，凭脉用药，方为切当。所以轻者从症十惟一二，重者从脉十尝八九。故虽曰脉有真假，实由人见之不真耳，脉何尝假哉。

浮脉主里须知

秦越人曰：脉浮而有热者，风也；脉浮而无热者，虚也。是从表而辨之也。若虚阳浮于外，亦必发热。

沈氏①曰：乍病见脉浮乃伤风邪，久病见浮脉虚所为也，是从新久辨之也。

丹溪曰：与人迎相应，则风寒在经；与气口相应，则荣血虚损，是从上下辨之也。

东垣曰：浮而弦者，风也；浮而涩者，虚也。

邹丹源曰：风寒之浮盛于关上，虚病之浮盛于尺中。

林慎庵曰：诸家之言虽如此，然必审其有力无力，方为准则。浮而有力为风，必兼洪数。浮而无力为虚，则带濡弱。再参合外症，庶无遁情。至若内虚之候，无不兼浮，如浮芤失血，浮革亡血，内伤感冒而见虚浮无力，痨瘵阴虚而见浮大兼疾，火衰阳虚而见浮缓不鼓，久病将倾而见浑浑革至②。叔和曰：脉浮而无根者死。又如真阴竭于下，孤阳浮于上，脉必浮大而无力，

---

① 沈氏：指沈明宗，清代医学家。字目南，号秋湄。著有《伤寒六经辨证治法》《伤寒六经纂注》《金匮要略编注》《虚劳内伤》《温热病论》《妇科附翼》等。

② 浑浑革至：《四诊抉微》作"浑浑革至浮大有力"。

按之细微欲绝者，当益火之原。如上等症，悉属内伤，岂可以其脉浮，不审虚实，而浪用发表之剂乎？

沉脉主表须知

《伤寒论·少阴篇》曰：少阴病始得之，反发热脉沉者，麻黄附子细辛汤。

景岳曰：表寒重者，阳气不能外达，脉必先见沉紧，是沉不可概言里。

邹丹源曰：独是脉浮而偏见里证，脉沉而偏见表证，眩惑更甚，前人多有舍脉从症之说，然脉浮而证下者，必参大柴胡，脉沉而议表者，必参附子。然则仍非独从症也，从脉也。

林慎庵曰：《举要》云：下手脉沉便知是气。病在气郁，脉即见沉，岂有寒闭腠理，营卫两郁，脉有不见沉者乎？此沉脉主里，而复有时主表之，不可不知也。

迟脉主热须知

《伤寒论》曰：太阳病脉浮，因误下而变迟，膈内拒痛，为结胸。阳明病脉迟，汗出多，微恶寒者，表未解也，可发汗，桂枝汤。阳明病脉迟有力，汗出不恶寒，潮热便硬，手足溅然，为外欲解，可攻其里，大承气汤。

景岳曰：凡人伤寒初解，遗热未清，经脉未充，胃气未复，脉必迟滑，或见迟缓，岂可投以温中而益助余邪。

河间曰：热甚自汗，吐利过极，则气液虚损，脉亦迟而不能数。

盛启东曰：迟而有力且涩滞，举按皆然，胸中饱闷，二便秘赤者，为实。

林慎庵曰：迟脉属脏，主寒，此一定之理，乃其常也。若论其变，又有主热之证，治不可不知，如上诸家之论证是也。所以然者，以热邪壅结，隧道不利，失其常度，脉反变迟矣。总之，辨脉必须合症审察，庶几病无遁情，若脉迟，举按无力，仍是主寒之迟脉也。

数脉主寒须知

林慎庵曰：仲景云：病人脉数，数为热，当消谷引食，而反吐者，为发汗令阳气微，膈气虚，脉乃数也。数为客热，不能消谷，以胃中虚冷，故吐也。则是数，有虚寒之一证矣。《抱朴子》云：南海中萧丘有寒焰，春生秋灭，不妨耕植，近之则寒，岂非热亦化寒之左验乎？今夫数脉所主之寒，乃阳虚阴盛所生之内寒，与外入之寒邪，郁而成热为实热证迥不同也。若热邪盛于表里而脉数者，或当升散于表，或当清降于里，不难审证而治。独有如数之脉，不可不深究其脉，细为体察，此即所谓主寒之数脉也。《经》云：脉至而从，按之不鼓，诸阳皆然。此阴盛于下，逼阳于上，虚阳浮露于外，而作身热面赤，戴阳于上。脉来浮数大而无力，按之豁然而空，微细欲绝，即前所云寒焰是也。第假热之证，脉初起浮缓，亦有不数者，医家不识，误用寒凉之剂，脉反见数。更不省悟，寒剂猛进，脉反变数，益凉益数。竟不审新病久病，有力无力，鼓与不鼓，一概混投寒凉，遽绝胃气，安得不速人于死。

按：数脉属阳，阳宜平而不宜亢，过亢则为害矣。然六部之内，有宜见不宜见之别，宜见治之亦易，不宜见治之甚难。如始病见数，或浮数有力，是热在表，散之则已；沉数有力，是热在里，降之则愈，治之易也。病久脉数，或浮数空软，阳浮于上，治当温补。沉数细涩，阴竭于下，法必滋阴，疗治为难。心病左寸见数，独盛于他部，为心火独亢，泻之易已。肺病右寸见数，而过于别部，为火盛克金，治之难瘳。左关数实弦急有力，肝火蕴结，泻之为易。左关数虚弦细无力，肝阴亏竭，补阴非易。右关数实，脾胃火烈，清降易已。数虚兼涩，脾胃阴竭，养阴费力。细数之脉，忌见两尺。左尺细数兼之虚涩，真阴已竭，治专壮水，迁延时日，治亦无益。右尺浮数，按之细涩，真阳衰竭，益火之源，薪传已尽，治亦难愈。明其易而知其难，斯亦不难矣。

缓脉主热须知

林慎庵曰：按《脉诀》[①] 云：三部俱缓脾家热，口臭胃翻长呕逆，齿肿龈宣注气缠，寒热时时少心力。李时珍谓其出自杜撰，与缓无关。然余间尝稽之于古，在《灵枢·邪气脏腑病形篇》曰：缓者多热。仲景曰：缓者阳气长。又曰：缓则胃气有余。海藏曰：缓大而长为热。景岳曰：缓者纵缓之状，非后世迟缓之谓，故凡纵缓之脉多中热，而气化从乎脾胃也。由是而知，《脉决》以缓脉主热之说，是有本之言，非杜撰也。若论其书，固多舛错，往哲已正其失矣。予自阅历以来，他证无论，独于温热证邪热转入阳明，诊多缓纵之脉，人多错认为虚脉，妄投温补之剂，未有不覆人于反掌者。其所以错认之故，盖亦有因以纵缓之脉类于虚。然亦不难辨也，虚大之脉浮候，按之浮大而空，重按之则微细欲绝；纵缓之脉，浮中沉三候，按之皆软大，表里如一，不若虚脉之沉候微细欲绝也。或问：热则脉当数，何反纵缓耶？殊不知热在血分则脉数，以阳旺阴虚，阳主捷，故数。热在气分，则热能伤气，故脉反缓，但缓必兼长大而加之以软，即此可以想见其纵缓之形矣。凡诊得至数调

---

① 《脉诀》：即《脉诀歌括》，五代高阳生著，托名王叔和。

匀而去来舒徐，有此从容和缓之象，此之谓平脉，是即胃气也，诸脉之宜兼见者也。若来去舒徐，而至数迟慢不前，是曰迟缓，主于虚寒，治宜温补者也。若脉形长大而软，来去宽纵不前，即张太素所谓"如丝在经，不卷其轴"之谓，是曰纵缓，病主于热，治宜清降者也。同一缓脉，而有曰和、曰迟、曰纵三者之分，而其主病有虚实寒热之不同。三者之义了然，再参合于症，自无遁情矣。

代脉生死辨

《灵枢·根结篇》曰：一日一夜五十营，以营五脏之精。不应数者，命曰狂生。所谓五十营者，五脏皆受气。持其脉口，数其至也，五十动不一代者，五脏皆受气；四十动一代者，一脏无气；三十动一代者，二脏无气；二十动一代者，三脏无气；十动一代者，四脏无气；不满十动一代者，五脏无气，予之短期_{短期，死期也}。

《脉经》曰：脉来四十投而一止，一脏无气，却后四岁，春草生而死。三十投而一止，二脏无气，却后三岁，麦熟而死。二十投而一止，三脏无气，却后二岁，桑椹赤而死。十投一止，四脏无气，岁中死。五动一止，五脏无气，却后五日而死。

《十一难》曰：经言脉不满五十动而一止，一脏无气者，何脏也？然，人吸者随阴入，呼者随阳出，今吸不能至肾，至肝而还，故知一脏无气者，肾气先尽故也。

景岳曰：然则五脏和者，气脉长。五脏病者，气脉短。观此一脏无气，必先乎肾，以至二脏、三脏、四脏、五脏者，当自远而近，以次而短，则自肾及肝，由肝及脾，由脾及心，由心及肺。故凡病将危，气促似喘，仅呼吸于胸中数寸之间。

盖真阴绝于下，孤阳浮于上，此气短之极也。医于此际尚欲平之散之，未有不随扑而灭者。代脉之义，自仲景、叔和俱云动而中止，不能自还，因而复动，由是复止，寻之良久，乃复强起为代。故后世以结、促、代并言，均目之为止脉，然岂足以尽其义哉？夫缓而一止为结，数而一止为促，其止或三或五，或七八至不等，此皆至数分明，起止有力。所主之病，有因气逆痰壅而为间阻者，有因气血虚脱而为续断者，有因平素禀赋而脉道不流利者，此是结促之谓也。至于代脉之辨，则又不同，如《宣明五气论》曰：脾脉代；《脏腑病形篇》曰：黄者其脉代。皆言脏气之常候，非谓代为止也。又《平人气象论》曰：但代无胃曰死，乃言胃气去而真脏见，亦非谓代为止也。观此，则代本不一，各有深义。如五十动而不一代者，乃至数之代，本篇所云是也。若脉本平匀，而忽强忽弱者，乃形体之代，即《平人气象论》所云是也。若脾主四季，随时更代者，乃气候之代，《宣明五气篇》所云是也。凡脉无定候，更变不常，则均谓之代。但当各因其变而察其情，庶得其妙。

林慎庵曰：《经》言受气者，谓五脏受气皆足，而无断续也。言无气者，谓脏气亏损，已无气以应止息。《经》曰代则气衰，非谓败绝也。"予之短期"句，专指不满十动而言，非联属上四句也。况经文但言动止之数，以诊五脏无气之候，未尝凿言死期岁数。而王氏《脉经》劈空添出，揆之于理，必无之事也。若谓一脏无气，可延至三岁四岁之久，临病之工，岂无具眼用药补救治而得生者？即"五动一止，五日死"之句，必审其病之新久，在外有恶习之候，方可决其短期。若无败坏之证，而见之暴，只是病脉，亦未可遽断以死也。再有一种天禀似代，赋形时经隧中有所阻，而流行蹇涩，时或歇止，类乎代脉，自少至老不变易，此禀赋之常脉，勿作代看，先哲曾有言及者。戴同父曰：《脉经》以四脏无气岁中死，几脏无气以分别几岁之死期，予窃疑焉。《内经》曰：肾绝六日死，肝绝八日死，心绝一日死。果此脏气绝，又安能待三岁四岁乎？

薛生白①曰：王氏《脉经》所云，是本无病而得代脉，从无事中预测其危，固有是理，惟达者能之，勿谓是说出自后人，而谩诋其非也。

病分新久易治难治说

张石顽曰：盛启东以新病之死生系乎右手关脉，宿病之死生系乎左手关尺。盖新病谷气犹存，胃脉自应和缓，即或因邪鼓大，因虚减小，然须至数分明，按之有力，不至浊乱，再参语言清爽，饮食知味，胃气无伤，虽剧可治。如脉至浊乱，至数不明，神昏谵语，病气不安，此为神识无主，苟非大邪瞑眩，岂宜见此。《经》曰：脉浮而滑，谓之新病；脉小以涩，谓之久病。故新病而一时形脱者死，不语者亦死。口开、眼合、手撒、喘汗、遗尿者，俱不可治。新病虽各部脉脱，中部独存者，是为胃气，治之必愈。久病而左手关尺软弱，按之有神，可卜精血之未艾，他部虽危，治之可生。若尺中弦紧急数，按之搏指，或细小脱绝者，法在不治。盖缘病久胃气向衰，又当求尺为先天之根气也。启东又曰：诊得浮脉，要尺内有力，为先天肾水可恃，发表无虞；诊得沉脉，要右关有力，为后天脾胃可凭，攻下无虞。此与前说互相发明，言虽异而理不殊也。夫诊客邪

---

① 薛生白：清代医学家。别名雪，字生白，号一瓢。著有《湿热病篇》《医经原旨》《伤科方》《薛一瓢疟论》等。

暴病，应指浮象可证；若切虚羸久病，当以根气为本。如下指浮大，久按索然者，正气大虚之象。无问暴病久病，虽症显灼热烦扰，皆正衰不能自主，随虚阳发露于外也。下指濡软，久按搏指者，里病表和之象，非脏气受伤，则坚积内伏，不可以脉沉认为虚寒也。下指微弦，按久和缓者，久病向安之象，气血虽殆，而脏气未败也，然多有证变多端。而脉渐小虚，指下微和，似有可愈之机者，此元气与病气俱脱，反无病象发现，乃脉不应病之候，非小则病退之。此大抵病人之脉，初下指虽见乏力，或弦细不和，按至十余至渐和者，必能收功。若下指似和，按久微涩不能应指，或渐觉弦硬者，必难取效。设病虽牵缠，而饮食渐进，便溺自调，又为胃气渐复之兆。《经》曰：安谷者昌，浆粥入胃，则虚者活，此其候也。

同脉异等治

张石顽曰：有病同而脉异，病异而脉同，病同而治异，病异而治同。夫所谓病同而脉异者，人在气交之中，所感六淫、七情、八风、九气，一时之病，大率相似，故所见之症，亦多相类。而人之所禀，各有偏旺偏衰之不同，且有内戕神志，外役肢体，种种悬殊，脉象岂能如一。如失血证脉有浮大而芤者，有小弱而数者，伤胃及脏之不同也。气虚证有气口虚大而涩者，有气口细小而弱者，劳伤脱泄之不同也。病异而脉同者，内伤夹外感，阳证夹阴寒，虚中有实结，新邪夹旧邪，表里交错，为患不一，而脉之所见，不离阴阳寒热虚实之机，其细微见症，安得尽显于指下哉。如太阳中风，瘫痪不仁，脉皆浮缓，一为暴感之邪，一为久虚之病。虚劳骨蒸，病疟寒热，关尺皆弦紧，一为肾脏阳虚，一为少阳邪盛，可不互参脉症，一概混治乎？病同而治异者，风气之病、时气之病、疟利之病、内伤虚劳之病，初起见症，往往相似，而人之所禀，各有贞脆①。且有多火、多痰、多气，平时之资质既殊，病中之调治自异。如《金匮》之短气有微饮者，从小便去之，苓桂术甘汤主之，肾气丸亦主之。消渴小便不利，蒲灰散主之，滑石白鱼散、茯苓戎盐汤并主之。若治病不求其本，不问脉症之真象假象，但见病医病，殊失逆从反正之旨矣。病异而治同者，所见之症虽异，总不外乎邪正之虚实。如伤寒尺中脉迟之营气不足，阳邪内陷之腹中急痛，虚劳里急之悸衄失精，并宜小建中汤。伏气郁发之热病，太阳中热之暍病，并宜白虎汤。寒疝之腹急胁急，产后之腹中疞痛，并宜当归生姜羊肉汤。岂可以一方主治一病，而不达权变之用哉。

从脉从症治

张石顽曰：古人治例，从症从脉，各有其方。如脉浮为表，治宜汗之，然亦有宜下者。仲景云：脉浮而大，心下反硬有热，属脏者攻之，不令发汗。脉沉为里，治宜下之，然亦有宜汗者。如少阴病始得之，反发热脉沉者，麻黄附子细辛汤汗之。脉促为阳盛，当用芩葛清之，若脉促厥冷，非灸百会以其阳不可，此非促为阳盛也。脉迟为寒，当川姜附温之。若阳明病脉迟，不恶寒，身体濈然汗出，则用大承气，又非迟为阴寒也。此皆不从脉之治，以其症急也。又如表证汗之乃常法也，仲景云病发热头痛，脉反沉，身体痛，当温之，宜四逆汤。里证下之亦其常也，日晡发热者，属阳明，脉浮虚者，宜发汗，用桂枝汤。结胸证具当与陷胸下之，脉浮大者不可下，当与桂枝人参汤温之。身体疼痛，当以麻桂汗之，然尺中脉迟者，不可汗，当与小建中汤和之。此皆不从症治，以其脉虚也。

---

① 贞脆：坚贞与脆弱。原作"贞胞"，据《诊宗三昧》改。

逆顺

张石顽曰：诊切之要，逆顺为宝。若逆顺不明，阴阳虚实死生不别也。如伤寒未得汗，脉浮大为阳，易已；沉小为阴，难已。得汗，脉沉小安静为顺，浮大躁疾为逆。然多有发热头痛，而足冷阳缩，尺中迟弱，可用建中和之者。亦有得汗不解，脉浮而大，心下反硬，合用承气攻之者。更有阴尽阳复，厥愈足温，而脉续浮者。非久深入南阳之室，恶能及此。迨夫温病热病，热邪亢盛虽同，绝无浮紧之脉。观《内经》所云：热病已得汗，而脉尚盛躁，此阴脉之极也，死。其得汗而脉静者，生。热病脉尚盛躁，而不得汗者，此阳脉之极也，死。脉盛躁，得汗，静者，生。他如温病穰穰①大热，脉数盛者生，细小者死。热病汗下后，脉不衰反躁疾，名阴阳交者，死。历参温热诸病，总以数盛有力为顺，细小无力为逆。得汗后脉不衰，反盛躁，尤逆也。至于时行疫疠，天行大头，咸以脉数盛滑利为顺，沉细虚涩为逆。然湿土之邪内伏，每多左手弦小，右手数盛者，总以辛凉②内夺为顺，辛热外散为逆。当知温热时疫，皆热邪内蕴而发，若与表散，如炉冶得鼓铸之力耳。然疫疠虽多，人迎不振，设加之以下利足冷，又未可轻许以治也。故昔人有阴阳俱紧，头痛身热，而下利足冷者死，谓其下虚也。至若温毒发斑，谵语发狂等证，总以脉实便闭为可治，脉虚便滑为难治。若斑色紫黑如果实靥，虽便闭，能食便通，即随之而逝③矣。其狂妄躁渴，昏不知人，下后加呃逆者，此阳去入阴，

---

① 穰穰（rǎng rǎng）：形容五谷丰绕。
② 凉：原作"治"，据《诊宗三昧》改。
③ 逝：原作"近"，据《诊宗三昧》改。

终不可救。卒中风口噤，脉缓弱为顺，急实大数者逆。中风不仁，痿躄不遂，脉虚濡缓为顺，数急疾者逆。中风遗尿盗汗，脉缓弱为顺，数盛者逆。中风便溺阻滞，脉滑实为顺，虚涩者逆。中寒卒倒，脉沉伏为顺，虚大者逆。中暑自汗喘乏，腹满遗尿，脉虚弱为顺，躁疾者逆。暑风卒倒，脉微弱为顺，散大者逆。大抵卒中天地之气，无论中风、中寒、重暑、中暍，总以细小流连为顺，数实坚大为逆，散大涩艰尤非所宜。不独六淫为然，即气厥、痰厥、食厥、蛔厥，不外乎此。盖卒中暴厥，皆真阳素亏，故脉皆宜小弱，不宜数盛。中恶腹满，则宜紧细微滑，不宜虚大急数。中百药毒则宜浮大数疾，不宜细微虚涩。详中风、中暑，一切暴中，俱有喘乏遗尿。如中风、中寒则为肾气之绝，中暑、中暍则为热伤气化痰食等厥，又为气道壅遏所致。死生逆顺悬殊，可不辨而混治乎？凡内伤劳倦，气口虚大者，为气虚；弦细，或涩者，为血虚。若躁疾坚搏，大汗出，发热不止者死，以里虚不宜复见表气开泄也。内伤饮食，脉来滑盛有力者为宿食停胃，涩伏模糊者为冷伤脾，非温消不能克应。霍乱脉伏，为冷食停滞，胃气不行，不可便断为逆。搏大者逆，既吐且利，不宜复见实大也。霍乱止而脉代，为元气暴虚不能接续，不可便断为逆。厥冷迟微者逆，阳气本虚，加以暴脱，非温补不能救疗。噎膈呕吐，脉浮滑，大便润者顺，为其痰气阻逆，胃气未艾也。若弦数紧涩，涎如鸡清，大便燥结者逆，气血枯竭，痰火菀结也。腹胀，关部浮大有力为顺，虚小无神者逆。水肿，脉浮大软弱为顺，涩细虚小为逆。又沉细滑利者，虽危可愈，虚小散涩者不治。鼓胀，脉滑实流利为顺，虚微短涩者逆。肿胀之脉，虽有浮沉之不同，总以软滑为顺，短涩为逆。咳嗽，浮软和滑者易已，沉细数急者难已。久嗽，脉缓弱为顺，弦急实大者逆。劳嗽骨蒸，脉虚小缓弱为顺，坚大涩数者逆，弦细数疾者尤逆。上气喘咳，脉虚宁宁①，伏匿为顺，坚强搏指者逆，加泻尤甚。上气喘息低昂，脉浮滑，手足温为顺；脉短涩，四肢寒者逆。上气脉数者死，谓其形损故也。历陈上气喘咳诸例，皆以软弱缓滑为顺，涩数坚大者逆。盖缓滑为胃气尚存，坚涩则胃气告匮之脉也。肺痿脉虚数为顺，短涩者逆，数大实者，亦不易治。肺痈初起，微数为顺，洪大者逆；已溃，缓滑为顺，短涩者逆。气病见短涩之脉，气血交败，安可望其生乎？吐血、衄血、下血，芤而小弱为顺，弦急实大为逆。汗出若衄，沉滑细小为顺，实大坚疾者逆。吐血，沉小为顺，坚强者逆。吐血而咳逆上气，芤软为顺，细数者逆，弦劲者亦为不治。阴血既亡，阳无所附，故脉来芤软，若细数则阴虚火炎，加以身热不得卧，不久必死。弦劲为胃气之竭，亦无生理。蓄血脉弦大可攻，为顺，沉涩者逆。从高颠仆，内有血积，腹胀满，脉坚强可攻，为顺，小弱者逆。金疮出血太多，虚微细小为顺，数盛急实者逆。破伤发热头痛，浮大滑为顺，沉小涩者逆。肠澼下白沫，脉沉则生，浮则死。肠澼下脓血，沉小留连者生，数疾坚大身热者死。久利，沉细和滑为顺，浮大弦急者逆，虽沉细小弱，按之无神者不治。肠澼下痢，《内经》虽言脉浮身热者死，然初病而兼表邪，常有发热脉浮，可用建中而愈者，非利久虚阳发露，反见脉浮身热，口噤不食之比。泄泻脉微小为顺，急疾大数者逆。肠澼泄泻为肠胃受病，不当复见浮大数坚之脉也。小便淋闭，脉滑疾者易已，涩小者难已。消瘅，脉实大病久可治，脉悬小坚病久不可治。消渴，

---

① 宁宁：难以平静。

脉数大软滑为顺，细小浮短者逆，又沉小滑为顺，实大坚者逆。头痛目痛，卒视无所见者死，清阳失守，邪火僭逆于上也，其脉浮滑，为风痰上盛，可治；短涩，为血虚火逆，不治。心腹痛，痛不得息，脉沉细迟小顺，弦长坚实者逆。癥瘕，脉沉实者可治，虚弱者死。疝瘕，脉弦者生，虚疾者死。心腹积聚，脉实强和滑为顺，虚弱沉涩者逆。癫疾，脉搏大滑久自已，小坚急死不治。又癫疾，脉虚滑为顺，涩小者逆。狂疾，脉大实为顺，沉涩者逆。痿痹，脉虚涩为顺，数急者逆。虫蚀阴肛，虚小为顺，坚急者逆。痈疽初起，脉微数缓滑为顺，沉涩坚劲者逆；未溃洪大为顺，虚涩者逆；溃后虚迟为顺，数实者逆。肠痈，软滑微数为顺，沉细虚涩者逆。病疮，脉弦强小急，腰脊强，瘛疭，皆不可治，溃后被风，多此痉病，脉浮弦为阳，沉紧为阴，若牢细坚劲搏指者不治。妊娠，脉宜和滑流利，忌虚涩不调。临月脉宜滑数，离经忌虚迟小弱，牢革尤非所宜。新产，脉宜缓弱，忌弦紧。带下，脉宜小弱，忌急疾。崩漏，脉宜微弱，忌实大。乳子而病热，脉悬小，手足温则生，寒则死。凡崩漏胎产，久病脉以迟小缓滑为顺，急疾数大为逆。以上诸例，咸以病脉相符为顺，相反为逆，余可类推也。

总 书 目